抑郁

缓解手册

墨 非 ◎ 著

战 胜 焦 虑 、 摆 脱 抑 郁 的 心 理 策 略

中国华侨出版社

· 北京 ·

图书在版编目（CIP）数据

抑郁缓解手册／墨非著. —北京：中国华侨出版社，2023.4
ISBN 978-7-5113-8685-4

Ⅰ.①抑…　Ⅱ.①墨…　Ⅲ.①抑郁症-精神疗法-手册　Ⅳ.①R749-62

中国版本图书馆 CIP 数据核字（2021）第 240821 号

抑郁缓解手册

著　　者：墨　非
责任编辑：张　玉
封面设计：天下书装
经　　销：新华书店
开　　本：710 毫米×1000 毫米　1/16 开　印张：13.5　字数：179 千字
印　　刷：涿州市京南印刷厂
版　　次：2023 年 4 月第 1 版
印　　次：2023 年 4 月第 1 次印刷
书　　号：ISBN 978-7-5113-8685-4
定　　价：45.00 元

中国华侨出版社　北京市朝阳区西坝河东里 77 号楼底商 5 号　邮编：100028
发行部：（010）58815874　　传　真：（010）58815857
网　址：www. oveaschin. com　　E-mail：oveaschin@ sina. com

如发现印装质量问题，影响阅读，请与印刷厂联系调换。

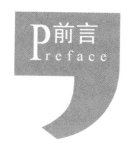

谈及抑郁，很多人都会呈现出一种不自然的表情，觉得患上抑郁是件十分不光彩的事情。实际上，我们每个人一生中都有可能或轻或重地经历过抑郁，因为抑郁是一种普遍而常见的情绪体验。在生活中，我们所有人都会因某些事情感觉悲伤：受到朋友冷落、夫妻之间产生误会、与朋友发生不愉快，或者和自己的孩子发生冲突。甚至有时候，我们也会毫无任何理由地变得情绪低落，这些都是抑郁的体现。不过，只有在这种心境状态非常严重、持续两周或更久、影响到了我们正常的家庭生活和工作时，抑郁才被认为是一种疾病。因此，身处抑郁中的我们，要治愈自己，首先要理性地认知抑郁，尤其不要以一种排斥、隐藏或非理性的态度对待它。

美国著名心理学家罗洛·梅在其著作《焦虑的意义》中写道："原来'焦虑'不只是痛苦的，也是有意义的，就是让人反思自己的存在。"这一观点对抑郁本身也适用，即抑郁的目的在于迫使你停下来弄清楚自己是谁，将走向何方。它要求你给自己定位，重新审视自己的存在意义、生活方式，这虽然痛苦，却是让你产生转变从而变得更好的驱动力。正如一位从重度抑郁症中走出来的患者所说的那样："当我陷入抑郁的时候，还无法很好地理解这句话。当我走出抑郁的时候才发现，如果抑郁不曾流淌过我的生命，想必我永远都不知道自己是谁，将走向何方。"可见，患上抑郁对我们也并非坏事，它能让我们对人生有更深层次的思考。

我们创作这本书并不仅仅是为了自我疗愈，更多的是想提供一个清晰直观的视角，让大家知道身患抑郁症究竟是一种怎样的体验。每一个人的康复之路都不一样。如果你正在读这本书，并且深陷抑郁，那么永远不要放弃去治愈自己。

最终，无论是心理咨询师还是治愈类的书籍，都只是辅助手段能唤回你内在力量的只有你自己，及时主动求助医生，坚持接受正规治疗。只有当作茧自缚的毛毛虫产生了飞翔欲望的时候，它才有可能破茧而出，成为一只美丽的蝴蝶。有缘遇到本书的朋友，希望你能耐心地读完这本书，并能将书中的辅助治愈策略切实地运用到生活中去，同时用心去领悟。

最终祝愿所有在痛苦中挣扎的受抑郁症困扰的朋友们能早日找回属于自己的"春天"！

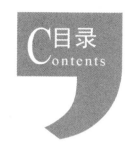

目录
Contents

i

第三章 初步自我疗愈：

从行为上去改变自己

第四章 心态调整法：

更新自我认知，换个角度看生活

第五章 情绪调整法：

将抑郁消灭在萌芽状态

第六章 冥想疗愈：

潜入你的"小宇宙"，平抚你的伤痛

第一章　Chapter 1

抑郁者的心声：
在渴望找回属于自己的 "春天"

随着社会的不断发展，抑郁的患病率逐渐增高，越来越多的人曾经或者正在经受抑郁的折磨。本章中的大量案例来自临床观察以及实践来阐述对抑郁的理解，希望本书能成为你同抑郁作战的盟友，祝大家早日走出抑郁，重新找回自我以及久违的快乐。

那种内在的撕扯感，让人无力挣脱

我是小 Q。

对于从未患过抑郁的人来说，永远无法真正体会到其中的痛苦与无奈。表面上看起来，抑郁产生于某一场特定的人生变故或某个事件的刺激，但实际上，却是内心长久积累的矛盾与精神层面的撕扯。在幻想与现实的冲突中，在无望的、挣扎的困境之中，患者所有试图摆脱抑郁的努力都会变得苍白无力，只能眼见自己越陷越深，无法自拔。最终，你想逃离这一切，却发现已无力挣脱……

如果非要找一件突发事件来追溯我患抑郁症的原因，那应该是父母的离异。那年我 19 岁，高考完不久，父母便办理了离婚手续。之前，我能感觉到他们的关系一直不好，自小我感受到的家庭氛围都是冰冷的，他们之间貌似没有过真正的沟通和交流。即便是周末全家在一起吃饭，我能感觉到他们的开心也是假装出来的，为了使我能够安下心来学习，积极应对高考，从他们假装的"开心"中，我能感受到家里的空气都是令人窒息的。

高考后，像约定好的一样，爸妈离了婚，爸爸从家里搬了出去。我顿时觉得家里空空荡荡的，我更觉得寂寞了。那时候的我异常自卑和敏感，在学校里很孤僻，因此身边没有什么要好的朋友。我不否认，爸妈的离异对我的心理造成了一些刺激，但实际上，我的抑郁源于人际关系的冲突。我固然内向、敏感，很容易受到伤害，因此周围的同学都避开我，但我真的渴望能与人打成一片。于是，我经常觉得我的身体里出现了两个自我：一个是活泼开朗、多才多艺的自己，经常幻想着这样的自己能与同学打成一片，深受同学和老师的喜爱；另一个是自卑、笨拙的自己，连当众讲话都会害羞、脸红的真实的自己。我经常幻想,自己穿着漂亮的衣服,当着诸多同学和老师的面唱出优美动听的歌曲,引来他们羡慕和赞赏的目光。但幻想总归是幻想,现实中的我真的毫无才艺,只希望自己能快一点考入大学,可以逃离现实中的一切。

幸运的是,我如愿地考上了大学。也就是我进入大学的第一个学期,我经常觉得自己的内在总是被几种力量撕扯着,在新同学面前扮演一个"活泼开朗者",希望与他们打成一片,以排遣内在的孤独感;而在一个人的时候,我的情绪又会变得极为低落,甚至还自暴自弃,总莫名其妙地发怒,感觉自己如同行尸走肉……也就是在大一的下半学期,我被确诊患了抑郁。那时的我,每天就爱待在宿舍,而在宿舍熄灯后,我又会独自坐在走廊,想打开楼道通向阳台的门,感觉自己像个鬼魅。想去楼顶吹吹风,想坐在楼顶的栏杆上面,放松自己的双脚。就是在黑暗中,我感受到了恐惧,开始缩在角落里抽泣,悲伤的情绪席卷全身,停不下来地哭,这时候我听到脚步声,只想快速地逃回宿舍,感觉自己似乎就在宿舍门外,于是我疯狂地不受控制地哭起来,直到大脑缺氧,失去了知觉。

开始感觉到有人喊我的名字,原来是我的室友……醒来后,我发现自己还在宿舍,我还安然地活着,一个人瘫坐在椅子上面……

自那之后,我开始沉溺于电子游戏,因为只有在那个虚拟的世界中,我才能暂时地忘记痛苦。老师和周围的同学都觉得我变了,已经不是过去那个活泼积极的人了,取而代之的是一个颓废的、迷失的、令人失望的家伙。

彼时,我觉得自己貌似与现实生活脱离了一般,现实中的我好像是一个空壳。只有在幻想的世界中,我才能成为我渴望的样子:开朗活泼、能言善辩、受人欢迎、勇敢坚强,得到尊重和爱戴。每日的生活就像是在梦游,我不知道自己的喜好,不知道自己的方向,不知道自己的未来在哪里。现实中的一切离我越来越远,我也越来越不想投入其中,毕竟这一切跟我想象中的如此不同……

我感觉到现实距离我越来越远。学校老师找我谈话，母亲对我失望，我还故作轻松地告诉他们："我只是一个普通的人，我只求大学能快点毕业，找一份普通的工作，因此我不需要去努力学习。"这并不是我的心里话，而是一种无奈。

日子就在这种无尽的挣扎中一天天过去了。我的大学就在这种想努力却又找不到突破口，想找回自己却又找不到方向，想证明自己却又一次一次地失败中度过。我隐约感觉到自己出了问题，但又不知道问题在哪里，我试图让别人理解我的痛苦，但没有人能够理解。关心我的人只会对我说："不要想太多，只要专心学习就是了！"我也想专注于学习，却丝毫做不到。我只感受到内在有几种力量在不断地撕扯，让我无法安下心来做事，但我并不知道这些力量源于哪里。最后我也干脆不去多想，任由自己沉溺于虚无的游戏和网络中自甘堕落……我感受不到任何快乐，对周围的人与事完全麻木，丝毫不感兴趣。周围的人似乎过得都很快乐，可我的快乐又在哪里呢？

灰色青春中的那些日子

我叫花花，在我的记忆中，我就是个异常孤独的孩子，打我记事起就常觉得自己经历的日子都是灰色的，毫无快乐可言。小时候，透过家里的窗户，我经常看到同龄的小伙伴在楼下的小花园玩，而我就喜欢一个人待在家里，不知道该做什么，也无法与同龄人融洽地相处。于是，我总是问妈妈，我该做些什么呀？我自小就有种深深的孤独感，经常有种无所适从的感觉，也因此受到妈妈的指责。小时候，我经常会听到妈妈恶狠狠地对我说："你看谁谁家的小孩，又听话学习又好，再看看你自己，整天迷迷糊糊的……"于是,我自小就有一种深深的自卑感,觉得自己谁都不如,做什么都不行。

由于自小受到妈妈极严的管教,我做事经常忧虑重重,顾虑极多。比如说,我上学时要穿一件时髦的衣服,就会常常想:同学们会以怎样的眼光审视我,他们会在背后怎样议论我等。我清楚地记得,我9岁那年,穿了一双心爱的白色运动鞋跟着全家去郊游,但中途遇到了大雨,我的新鞋上沾了不少的泥土,于是,我便陷入了深深的自责中,我总是在恨自己,为什么那么不小心?为什么总让妈妈担心?后来我了解到,自己的这种个性的形成,源于母亲过多和过严的管教,她的管教束缚了我的个性的发展,让我在成长的过程中难以形成独立的人格与健全的自我。

在现实生活中,我总是患得患失,不停地为周遭的事情担忧,也极为自卑。记得有一次,在初一的第一个学期,我被老师要求在全班做一次演讲。在台下的时候,我的表演声情并茂,深受老师的赞赏。可到了临上台的时候,不知道为什么,我就开始紧张,满脸通红、声音发抖、腿也在抖,表现得很不好。那次演讲真的很失败,之后,我便陷入了长时间的自责之中。自此之后,我便陷入了恐惧之中。尤其是在我当众发言时,脑子中便会出现一片空白,声音也开始不停地颤抖,直到现在,这种症状依然存在。后来我了解到这是轻微社交恐惧症的一种表现。

由于我的成长环境,我自小就有一种孤独感。多数时候,我都是独处,并且在独处时我会照镜子。但每次拿起镜子看到里面的自己,我都会觉得自己的样子太丑了……就这样,我似乎每天都能找到一个让自己不开心的理由。直到现在,我懂得了一些心理学方面的知识,了解到我这种性格的形成可能与父母的教育有很大的关系。但我并没有责怪或者埋怨父母的意思,因为他们都非常爱我。他们为我创造了极好的生活条件,因为爸妈的性格都极为要强,所以他们都对我抱有极高的期望,希望我能样样拔尖,门门功课优异。但我的表现则常让他们失望,没有什么特殊的拔尖的表现，学习成绩也总是在中游徘徊。但我学习却很努力，希望能考出好成绩，让爸妈高兴。由于我的学习效率真的是太低了，往往学几个钟头，也没能掌握多少知识。并且我隐约地感受到，当我坐下来学习的时候，内在总有一种力量像魔鬼一般地缠着我，让我根本无法静下心来。后来我终于弄清楚，这股内在的力量是内在的矛盾的撕扯感。我对学习是排斥的，但为了迎合和满足父母的期望，我才强迫自己去努力学习。这也是造成我内在两种力量不断撕扯的主要原因。

以上的经历已经表明，我自小就有或轻或重的抑郁情绪。而我真正被确诊为抑郁症，是在我初中三年级的时候，那个时候，学习任务极为繁重，父母每天都在我耳边絮叨，一定要考上重点高中。过高的期望压得我喘不过气来，看着不断滑落的成绩，我对自己感到越来越失望，对人生感到绝望。每次考完，看着不尽如人意的考试成绩，我就会恨往日的自己为什么不够努力，而对当下又感到无能为力，对未来又感到迷茫和绝望。同时，我对周遭的一切都丧失了兴趣，经常会觉得自己真的没用。每天傻坐在教室，不与同学、老师交流，每当他们与我讲话，都会觉得很烦躁，内心经常感到孤单，不知道该去哪里或者向谁寻求解决问题的方法。晚上也经常失眠，经常会梦到自己从高处往无尽的深渊跌落，想抓住点什么，但身边没有任何东西可以让我抓住……每天在学校看到别的同学都快快乐乐的，可我的快乐在哪里？

那种疼痛感，让人度日如年

我是小河。

如果说人生是一种在不断探索中的修行，那么抑郁的日子就是一场炼狱式的修行。患上抑郁症，是在我参加工作的第三个年头。那段晦暗的日子，给我最直接的感受就是生理上的疼痛，确切地说是头痛。那种疼痛是一种钝痛，不剧烈，但是极为沉重，有一种重压感和喘息感。另外，我还有极为严重的睡眠障碍。平日里入睡困难，一旦醒来就非常难再进入睡眠状态，经常在床上辗转反侧。想象一下，这种状态一直持续下去，能不崩溃吗？

那段时间，我天天待在家里，没去上班，也不交际，几乎跟周围所有的人切断了联系。多数时候，我总是蜷缩在家里的某个角落里，渴望让别人永远都找不到我。偶尔也会坐在家里的阳台上，看着外面的世界，我感到所有的一切都与自己无关。很多时候，情绪会极度地崩溃，那时候觉得好像铺天盖地的痛苦一起向自己袭来，简直是一个人在与全世界对抗，内心充满了孤独和绝望……如果非要探究我患抑郁的原因，那很可能与我小时候的经历有关系。

自小我就是一个极为优秀的孩子，从小学到初中，再到高中，一路走过来，我都是那个被人羡慕的"别人家的孩子"，是班级里的佼佼者。后来，我顺利地考上了名牌大学，而后又出国留学。后来回国，到了一家全球著名的外资企业工作，深受上司的器重。当然了，上司对我的器重也是有原因的。公司的一个项目耗费了两年时间毫无进展，可经我手后，不到三个月便取得了突破性的进展。在同事眼中，我还是个性极好的合作伙伴，无论谁遇到什么工作上的难题，我都会竭尽所能地予以帮助。在上司眼中，我是认真、谨慎、踏实的好员工。在家里，我是好儿子、好丈夫，家人都很依赖我。但是后来发生的事情却不像人们所想象的那般好。

有一段时间，因为工作上的原因，我的情绪有些不太好。公司委派了我一个大项目，项目催得很急，必须在规定的时间内完成。在接下来的时间里，我几乎天天熬夜加班，将大部分的时间都耗在了办公室，没有了周末，更没有休过假。那段时间，经常感觉到自己的身体有一种被掏空的感觉。在别人心中，我是一个个性温和的人，为了维持这样的老好人形象，我极力地压抑自己内在不断积压的负面情绪，找不到出口去宣泄。最多是回到家中对妻子发几句牢骚，比如"项目小组里谁谁的效率太低，老跟不上进度""全组成员大家都干巴巴地指望着我，我的压力也好大"等。那段时间，平时不怎么抽烟的我，烟瘾竟然一下子大了起来，不过通常都是独自抽烟。慢慢地，我开始感觉到内心莫名地发慌，浑身发抖，出现头晕、眼花等不适感，紧接着就是头晕、头痛，伴随着的还有极为严重的失眠……在妻子的劝说下，我走进了医院，被确诊为中度抑郁症。

我辞去了工作，开始了漫长的休整期。在这期间，我不间断地去做心理治疗。我承认我是一个太过追求完美的人，目标和眼光都太高，对自己的要求也太过苛刻，总对自己感到不满。在周围人的眼中，我工作能力强，与同事关系融洽，对家人体贴，众人眼中的我是个完美的人，可我仍旧不满足，每次工作一受挫，就会陷入忧心忡忡的境遇中。这种忧心使我不停地陷入忙碌中，就像一辆车一直在消耗、磨损。直到有一天，汽车没油了，心力枯竭了，自己也陷入崩溃的状态之中。

在休整的那段日子里，除了感到身体上的疼痛外，还有就是情绪上的持续性低落，对周围的所有事物都丧失了兴趣。以前的忙碌似乎耗尽了我所有的力气，我每天只想待在床上，关着灯，不想和任何人说话。偶尔会起来坐坐，但也只想在某个角落里蜷缩着。随后，我的体重开始急剧地下降，伴随着的是脱发、幻听、幻觉等。心理医生也没能帮到我什么，我只觉得周围所有的人都不够理解自己，没有任何人可以帮助自己，觉得自己一切都完蛋了，自己已经彻底没救了。在绝望的状态中度过了一年，之后我发现自己出现了思维障碍、阅读障碍、语言障碍、意志活动减退等症状，而且开始怕风、怕水、怕声音……全身都在疼痛，简直是度日如年。

我与现实世界之间隔了一道屏障

我叫阿元。抑郁是一道无形的伤，未曾经历过它的人，是难以体会到其中的痛苦、绝望与无助的。刚被确诊患抑郁症的那段时日，我不停地询问为什么会是我，难道与我的原生家庭有关。自小我就生活在一个极为严格的家庭中，父母都是下岗工人，都没什么文化，他们将全部的希望都寄托在我的身上。因此自小他们便在我的教育方面投入了大量的精力，而且对我管教极为严苛。在我的记忆中，每天早上，当别的小朋友还在睡梦中时，我就被要求在家里阅读和做习题；放学后，当同龄的小伙伴放肆地玩耍时，我却被要求去上各种补习班……从小到大我就觉得我是与快乐完全相隔的，每天都过得压抑和不快。同时，小时候的我，也经常会因为犯这样或那样的错误被妈妈训斥。妈妈是个有着极强控制欲的人，在她眼里，我就是个"错误"的代名词，因为在她眼里，我无论做什么，做得再努力、再出色，也同样会遭到她的否定，甚至斥责和嘲讽……使我做什么都战战兢兢的，从来不敢去挑战自我，生怕做错被她训斥……这种状态一直持续到现在。如今的我一遇到麻烦事情，就会陷入极大的恐惧和焦虑中，哪怕是在别人看来不起眼的小事，我都会忧虑得整夜睡不着觉……上了初中后，我能感觉到自己内心充满了深深的自卑感，而且还极为敏感和胆小。我觉得自己的神经末梢一直都是暴露在外的，长期生活在紧张的环境中，我总是感觉有人要伤害和羞辱自己。因此，在学校，我一直极难交到知心的朋友。我觉得自己太过敏感、羞怯，对别人也缺乏必要的信任。在孤单的状态中，渐渐地，我便开始对这个世界感到绝望，做任何事情都感到毫无意义。无法与同龄人一起愉快地玩耍，不能和家人轻松地一起吃一顿饭。为了不给父母增加负担，我只能压抑自己，不敢暴露真实的自己，只能在独自一个人的时候悲伤地痛哭。

被抑郁缠绕的我，感到了深深的绝望感与隔离感，我整个人貌似与这个世界毫无关联，处于孤岛之上。我不想与外界的任何人接触，他人也无法走入我的内心。那时候，我经常会做形形色色奇怪的梦，曾梦到自己一个人不断地向无尽的深渊跌落，我在恐惧和焦虑中不断挣扎，多么渴望有一双手能伸出来拉我一把，但那双手终究还是未出现。我一次次地陷入绝望中，但同时也在极力鼓励自己不要放弃。因为我无法放弃家里的亲人，因为我不想人生还未开始就陨落，所以我继续在黑暗中寻找希望……就这样，我能感受到自己内在有两种力量，即希望和绝望的力量在来回撕扯，将我的灵魂折磨得痛苦不堪。

光明渐近：我看到了爱的召唤

我叫阿芬。如果不是精神科的医生给我看病例，我根本不敢相信自己会是一个抑郁症患者。得病之初，最大的感受就是心慌得厉害。有一天在家里，在给孩子做饭时，面对已经准备好的食材，我却无法下手，心跳得极为厉害，整个人思维混乱，就如同热锅上的蚂蚁一般，拿起一个东西又放下，然后又拿起另外一个，不断地重复这一动作，不知道自己究竟想干什么。我的行为处于错乱之中，我陷入了一种无法遏制的惊恐的状态。最后我不得不放下所有的东西，关起门来，在黑暗中躺下来，痛苦地哭喊。

一个月之后，我开始慢慢地接纳了自己患抑郁症的事实。而在此之后，我似乎经历了一段极为漫长的滑落过程，就像陷入泥潭中一般一点点地被吸进去。它带给我的最大麻烦就是直接击溃了我的意志，剥夺了我的快乐感和幸福感，致使我陷入绝望中，感到生活丧失了全部的意义。

那段时日，我的情绪低落到极致，看待任何事物都是负面和消极的。任何东西，包括美食、旅行、阅读、金钱等都无法提起我的兴趣。我的面部表情极为僵硬，极少说话，更别说与周围的人交流，家里的欢声笑语顿时不见了，气氛开始变得沉闷。根本笑不出来，即便是见到熟悉的朋友，出于社交礼貌，也仅能从脸上挤出僵硬的笑容，可那种伪装出来的表情下掩藏的是内心的悲哀。

接下来，我的记忆力开始急剧减退，我的思维能力还不如我六岁的女儿。有一次，几位非常熟悉的同事叫我一起去家门口的餐厅吃饭，我竟然叫不出其中两个人的名字。我曾经挣扎着要恢复工作能力，想竭力并尽快地融入人群，但当我坐在电脑前面备课的时候，才发现那些抽象的学术名词已经被我忘得一干二净。我经常呆坐一个小时，什么也做不了。为了摆脱抑郁，我曾经试图诵读《心经》。但是，即便在我读了50遍后，也没能将它们背诵下来，而我女儿则只读了几遍，便流利地背诵了出来。

我能感受到，我的思维如同黏稠的浆糊一样，越流越慢，最后干脆停在那里，日复一日，最终凝固。更不要说如同自来水般源源不断地流淌了，我的创造力彻底枯竭了。半年时间里，我没有产生过任何有活力的新想法，脑子里只是反反复复地围绕着几个老问题在原地不停地打转，没有丝毫的进展。

更让我感到恐惧的是自我意志力的丧失。因为周围貌似没有任何事情能够引起我的兴趣，因为我觉得自己做任何事情都注定会失败，所以，我也没有动力去做任何事情。我变得不敢一个人出门。更为可笑的是，像我这样的资深旅行者，以前随时可以背起背包去全世界旅行，现在竟然被恐惧笼罩，不敢出门，更不敢乘坐出租车和任何公共交通工具。

因为焦虑和恐慌，早期我经常彻夜无眠。到了中后期，每天都是翻来覆去、昏昏沉沉地至少睡 15 个小时，而在清醒的时候，则看电影或者乱翻些旧书消磨时间，没有去过其他地方，更极少地接触除家人之外的人。

如果没有我的丈夫和女儿，我一个人真的无法走出抑郁的困境。丈夫是我的灵魂伴侣，在我患抑郁症的这段时间里，他始终陪在我身边。在这场战斗中，他义无反顾地悉心呵护着我，处处顾念我的感受。

对于像我这样的抑郁症患者来说，心灵是完全关闭的，外界任何新的信息都无法进入。那个阶段，我最害怕听到别人对我说，"只要你想走出来，你就一定能走出来。""你一定要振作起来。""你一定要坚强，必须得振作！"等，这类话只会给我带来极大的精神压力。幸运的是，我的丈夫从来没有说过此类的话，他只是默默在承受着这一切，向我的父母和女儿隐瞒着我的病情。

他知道我爱看电影，于是不断地给我买电影光盘，在闲暇的时候默默地陪着我一起看，他知道这是唯一可以分散我注意力的方式。他容忍我每天 15 个小时以上的睡眠，他会默默地将一杯水放在我的床头，而且还会默不作声地将家里凌乱的衣物整理干净。

每天凌晨一点钟左右，当我看完电影离开客厅，穿过黑暗的走廊回到原本属于女儿的卧室的时候，我总能够看到一盏月牙形的壁灯泛着温暖的灯光。就是这盏灯和他的爱，在漫漫长夜中，如同灯塔一般，使我没有迷失方向，没有放弃最后的希望……我知道，这条充满黑暗的旅程一定布满荆棘，但我似乎看到了前面的一点光。

被恐惧罩住的"困兽"

我叫小 A，今年 26 岁，不久前被确诊为中度抑郁症。因为这个病，我丢掉了好几份工作。

小的时候我的家庭不是很和睦，爸爸常常出差在外，妈妈控制欲很强，又是个信奉棍棒底下出孝子的家长，因此我的记忆里小时候常常被妈妈打骂，爸爸要么不在场要么就只是站在旁边看着我被打。他们在一起的时间往往是在吵架中度过的，最后的结果常常是打我发泄。小时候妈妈不允许我去楼下跟同龄的小朋友玩，以致我现在有社交恐惧症，在学校处理不好跟同学之间的关系。

我个人感觉抑郁症其实很简单，就是自卑的人无限放大了自己的恐惧，恐惧着一切，敏感着一切，害怕再次受到伤害，只愿意缩在一个人的世界里，不愿意出去。

我挺胖的，这对于青春期的女生来说是非常尴尬和容易遭遇不公对待的。同班同学常常嘲讽我，甚至拿我开过分的玩笑，有的还会因为我的身材给我取外号，不分场合大声地叫出来，那段时间甚至没有人记得我的名字，只记得那个丑陋的外号。由于这段经历，我不是很喜欢出门，走在路上我会感觉路人看我的眼神都充满了嘲讽，仿佛在说"看，这个丑陋的胖女孩。"尽管我知道这是我自己想多了，但是我无法控制自己的想法。我会觉得他们对我充满了恶意。

抑郁症病发的时候特别痛苦。

我不知道别的抑郁症发病是什么感觉，但是我可以分享一下自己的感受。最开始，呼吸会有点困难，脑子很乱，满脑子都是"我的错""我活着没有意义""我有什么用"，大脑就像电脑内存过大导致死机一样，灵魂有种出窍的感觉，身体不受自己控制，眼泪会流下来但是发不出声音哭不出来（我一直认为哭出来会好受一点但是做不到），头疼欲裂，像被斧子从中间劈开一样，逐渐地，呼吸越来越困难，严重的时候会晕死过去。

处于这种心理状态时，每时每刻都在害怕这个，担忧那个，对什么事情都失去了兴趣，连起床、刷牙，甚至吃饭都觉得极为难受。

我是被人控制的提线木偶

我叫艾维，最近陷入了极度悲观的情绪中，总觉得活着没意思，生活真是空虚极了，这一切都源于我为自己构建的美好的感情世界的崩塌。我与男友是在一次聚会上认识的，后来，我们坠入爱河，曾到了要谈婚论嫁的地步。我觉得，这个世界上除了他，我谁都不会再爱了。跟他在一起的每一天，我都觉得自己的世界充满了美好。可这一切的美好，却被我那个控制欲极强的妈妈打破了。

妈妈是个极为强势的女人，最近她逼着我跟男友分手，理由是他太穷，干的工作又没前途，不能给我带来幸福。在我的记忆中，妈妈一直就是个掌控欲极强的人，自小我便经常听到妈妈对我说："你吃我的，喝我的，住我的，你也是我生的，你必须听我的话，绝不能反抗！"因此，在多数情况下，我的行为必须经得妈妈的同意，否则就会被责骂，甚至还会遭到暴打。

自小我就是一个被妈妈掌控的提线木偶。妈妈的脾气不好，动不动就动手打我，我不敢反抗，我知道越反抗被打得越疼、骂得越惨。我把内心的痛苦和愤怒都压抑着，从来不跟别人说。妈妈说什么我就做什么，因为我知道我反抗不了。后来我长大了，懂事了，也能慢慢地体谅妈妈的不易。但是，妈妈依旧会操控我的每件事情，包括我的爱情。我和男友在国外相识，在一起后，他虽然不富裕，但对我总是很大方，很舍得为我花钱，也极为宠我。但却遭到了妈妈的极力反对……有一次，她当着男友的面，把我数落了一通，还警告我男友别再做美梦，趁早分手……这让我们俩都极为受伤。自那以后，我主动和男友提出了分手，不是不爱他，而是觉得像我这样在如此糟糕的家庭中成长起来的人就应该一辈子孤独。我不想让善良的男友碰家里的一切烂摊子的事，怕他受到伤害……

就这样，男友离开了，我觉得我的世界都空了，我在悲观的情绪中沉寂了许久，最终走进了心理咨询室。在治疗师的引导下，我逐渐地看清了自己内在的伤痛。在治疗第三个月的时候，我告诉咨询师我选择原谅自己的妈妈，因为我相信宽恕的力量，我不需要通过发泄愤怒来治愈自己。妈妈虽然对我造成了伤害，但她也是个可怜的女人，她对我说过的那些恶毒的话，都是姥爷曾经对她说过的……

在接下来的治疗中，我一直拒绝唤起内心的愤怒和痛苦。但是在听到心理咨询师讲到与我有着同样遭遇的治疗者的故事时，我表现出极大的愤怒来。就在昨天晚上，我对一位有过类似经历的治疗者说："你的父亲简直太可恶了，我真的想用拳头去揍他！"

几天之后，我内在压抑着的愤怒情绪还是被激发了出来，我捂着脸大哭，并尖叫着喊道自己的妈妈简直太可恶了，是她毁了我的一切，让我一直活在痛苦中……之后，我开始啜泣……旁边的人不断地拥抱我，我觉得自己获得了从未有过的平静和放松。

接下来的一段时间，我的疗愈课程迈向了另一个台阶，我知道我距离痊愈已经不远了。

我似一只牢笼里的"困兽"

　　我叫小尹，原本今年要参加中考的，可突如其来的抑郁症，耽误了我一年的时间。我知道这个病症不是突如其来的，而是逐渐地形成的。

　　我自小在农村长大，父母都是地道的农民。在上初中的时候，父母为了让我接受更好的教育，将我送到了城里的一所寄宿中学。与城里的孩子在一起上学，我有种深深的自卑感。经常因为普通话讲不好而被周围的同学讽刺，因为穿衣太土而被人嘲笑……渐渐地，我开始害怕与人交流，每天都是形单影只的。就算有的同学主动向我示好，我也摆出一副冰冷的面孔，生怕他们接近我是为了嘲笑我。渐渐地，我患上了社交恐惧症，不愿意与同学交流，有什么问题也不敢向老师咨询。这样的日子，大约持续了一年多。在学校里，我没有一个要好的朋友，每天只是埋头待在教室学习，但我的学习效率并不高，我内心总是处于不安的状态中：害怕同学在背后议论我，害怕同学主动找我交流，更害怕在课堂上被老师叫到回答问题……我对外界的一切关注都敏感极了，生怕别人对自己有一丝一毫的关注。

　　渐渐地，我开始对周围的生存环境感到绝望，并且充满了憎恶与反感。我每天将自己闷在房间中，一度陷入深渊，并且不停地问自己，我为何要活在这个世界上？我为何不早早地死去？在业余时间，我每天都将自己泡在学校的图书馆里，并四处寻找答案：我为何会患让人如此难受的病症？我究竟为何会变成这个样子？我回忆起刚来城里上学后的种种委屈，再到后来受到的嘲讽、谩骂甚至鄙视等，再到初二起对学校产生的强烈的恐惧感,直到现在累积起来成了抑郁症。

我想起了一系列的事件。在这期间,我受过很多次欺凌,最多的是语言方面的欺凌。我曾在学校的报纸上看到过一篇报道说,语言欺凌是校园欺凌中的"软刀子"。看到这篇文章时,我觉得内容写得很好,便将这篇文章摘抄进了日记本中,可无意间还是被其他同学看到了。随之而来的就是,我遭到了那些同学的嘲笑,他们觉得我太敏感、脆弱,完全不像个男生。刚开始我还跟他们说了我的真实感受,但是他们对我说只是跟我开玩笑的。起初我也没太在意,但后来他们开始变本加厉地嘲笑我,我一时难以接受。那一段时间,我情绪变得异常低落,一回到宿舍便躺在床上一动不动。第二天,我便假装不舒服,向老师请了假,回了老家。也正是这一次让我感觉到,这是一个避开那些嘲笑我的同学的妙招。后来,每一次在我受到他人的讽刺或嘲笑时,我便用这个方法躲避他们。令我未曾想到的是,他们竟然在背地里议论我,探究我为什么不到教室来上课。而这其中最让我感到难以接受的是,他们竟然在背后猜测说我患有乙肝。然后同寝室的同学竟然还有意地躲着我,不与我说话,还将我的洗漱用品单独放在一个地方……看到周围的同学这样对我,我更失落和郁闷了。我也开始有意无意地避开他们,避开周围所有的人。

转眼到了初三,学校要重新分班,到了新的班集体,我也依然形单影只。刚开始有新同学主动跟我交往、打招呼,但可能是因为长期的社交恐惧,我对他人有了天然的抵触感,那些新同学看我很是冷淡,便也不再怎么搭理我了……于是,在那年国庆假期,我的情绪彻底失控了。回到家里我开始不停地顶撞我的父母,我不想去学校,离家出走,最终被确诊患了中度抑郁症。

最初被确诊时,我极为绝望和低落,感觉自己快要崩溃了。父母都是穷苦人,他们为我操碎了心,本想把我送进城里享受好的教育,没想到却换来这样的结果。看到他们担心的表情，我更加崩溃了。

　　同时，我觉得这个病也让我重新认识了自己，比如，自己的内心不够强大，不懂得如何去调整自己的心态……无论怎么说，我要开始新的与抑郁作战的日子了。

第二章　Chapter 2

重新认识抑郁：
正确认识抑郁是治愈的第一步

处于抑郁状态下，虽然许多患者也试图寻求方法去帮助自己摆脱抑郁，但由于这些方法缺乏一定的针对性与系统性，很可能会以失败告终。因此，要治疗抑郁，我们就必须先去科学和理性地认识抑郁，找到个体患抑郁症的真实原因，如此才能对"症"下药，制定出更为科学的方法。如果我们缺乏对抑郁以及对患抑郁真实原因的了解，就难以击中"抑郁症"的要害，极容易胡乱出招而使治疗的效果大打折扣。

正确地认识抑郁症

抑郁症是精神科领域中一种极为常见的病症，是以显著而持续性的情绪低落为主要特征的一类心理疾病。轻者外表如常，但内心有极为痛苦的体验。严重者则表现为情绪低落、愁眉苦脸、唉声叹气、自卑、敏感等，有些患者则常常伴有神经官能症的症状。更为严重的是，抑郁症患者会出现悲观厌世、绝望、自责自罪、幻觉妄想、食欲缺乏、体重锐减等症状，并伴有严重的自杀企图或行为。

随着社会持续性的发展与竞争压力的加大，遭受抑郁困扰的人数在日益增多。世界卫生组织也曾提出，未来人类将受到三大慢性疾病的威胁，分别是癌症、心脏病和抑郁症。抑郁症的表现是多种多样的，但其最核心的表现主要有：一是"持续性的情绪低落"，二是"对生活中的一切失去了兴趣和乐趣"，三是"疲倦和疲劳"。

"持续性的情绪低落"即指高兴不起来，没有什么能让他高兴，该高兴的也高兴不起来。更为确切地说，是丧失了体验快乐的能力。过去可以让患者开心的事情，现在却无法激发出他们的任何兴趣和激情，越是想摆脱这种状态却陷得越深，无力自拔。当一次次的抗争换来的是失败与绝望时，改变的动力更会一点点地被削弱，也许躺在床上是最好的选择，因为一切都太费力了，生活对患者而言会变得异常艰难。起初，逃避可能会让他们感觉好受一些，但最终逃避也成了问题的一部分：越逃避，就越恐惧；越逃避，就越自我疏离；越逃避，就越被失败及不快乐的感觉所淹没。

"对生活中的一切失去了兴趣和乐趣"即指连平时比较感兴趣的事情或东西，现在也不感兴趣了。

"疲倦和疲劳"，指精神方面的疲倦，它是指即便停下来什么也不做，就是躺在那里，也会感到疲倦和疲劳。对于这些抑郁症患者来说，让他们感到疲累的是内在一直处于冲突和矛盾的状态，这些冲突和矛盾会消耗掉他们内在的能量，会让人进入疲惫和倦怠的状态。

同时，感到绝望与无助，也是抑郁症患者的一种常见的体验之一。在绝望与无助中，他们总是期望奇迹的发生，并且幻想患上抑郁症仅仅是一场梦，但事实却又真实地摆在他们面前，让他们无法逃避，无力摆脱。很多人会期待药物可以帮助他们神奇地从抑郁中走出来，但有时候换来的却只有绝望：尽管药物能帮助缓解症状，但潜在的失败感、自卑感仍然存在。药物不能让他们了解自己，也无法让他们发现陷入抑郁的症结所在，因此药物不能帮助他们找回真正的自我。

有一位抑郁症患者曾这样描述自己的内在状态：

我觉得自己就像是被锁在笼子里。随着时间的流逝，虽然我还在挣扎，但都无济于事。我越想着冲出来，就变得越疲惫。现在的我已经被撞得头破血流，却还是不愿意放弃地挣扎着，希望奇迹会出现，笼子会突然被打开。我也知道把笼子锁起来的人正是我自己，所有的一切都是自作孽，但我怎样才能找回自己？谁能给我这个答案。

在这种不停挣扎又不断挫败的循环之中，毅力被不断消磨，生存的意志受到极为严酷的考验，一些人放弃了，一些人坚持了过来。

同时，抑郁症患者在心理深受折磨的同时，也常伴随着生理方面的不适。比如食欲减退、全身疼痛、头痛、胃肠道功能紊乱、心悸、气短乃至胸前区疼痛、尿频、尿急等。因此，在生活中，我们要对抑郁症有正确的认识，及时就医或到相关的咨询机构进行必要的精神疏导，以避免更严重的状况的发生。

抑郁为何会"盯"上你

在现实生活中，抑郁固然是一种常见的心理顽疾，但是我们是否思考过这样的问题：抑郁为何会找上自己？或者说，为何患抑郁症的偏偏是自己呢？实际上，一个人之所以会患抑郁症，原因是多方面的，但主要有以下几个因素。

一、遗传因素

据研究，某些人天生具有抑郁的易感性。陷入抑郁时人脑内神经化学物质的分泌会出现异常，这种异常有时来自基因，即控制着大量生物化学物质的 DNA 片段。如果这种研究成果成立，那我们就会看到抑郁症在家族中的延续，即抑郁具有可遗传性。

美国一所大学对同卵双生子的调查也证明了遗传因素的存在。同卵双生子中，如果其中一个患有抑郁症，那么另一个患有抑郁症的概率就会高于其他人。同卵双胞胎尽管基因相同，却不一定同时发病；其中一个发病，也不意味着另一个也会发病。这一事实表明：除基因因素外，环境、教育、成长等因素也是不容忽视的。因此，我们下结论时应该避免犯简单化的错误，即认为所有的抑郁症都是遗传的产物。

二、原生家庭与成长环境

遗传会影响人对抑郁的易感性，但一个人的成长经历，尤其是早年的经历对是否会患抑郁症的影响极为显著。多数抑郁症患者都生活在不健康的原生家庭中，他们在儿童时期便会表现出孤独离群、性格过于内向等特征，这就使得他们适应集体或群体生活异常困难，交朋友也极为困难。长时间处于离群索居的孤独状态，不与外界产生良性的连接互动，其内在的情绪无法顺畅且自由地流淌，便极容易因为情绪的郁结造成持续性的低沉状态。

心理学家武志红说："真正的爱是什么，是回应，是看见，是连接。作为一个能量体，我们犹如一只章鱼，会不断地伸出自己的触角。如果这个能量的触角被接住和看见，它就得到了祝福而会变成生的能量。如果没有被看见，而是被拒绝与忽略，那么它就会变成黑色的、破坏性的、死的能量。如果一个人整体上觉得自己是被拒绝、被忽略的，那么不管他外在看上去是一个什么样的人，他的内心，或者说是真自我，都充满了破坏欲。"一个人如果总是活在"自我"狭小的世界中，自己的"触角"无法向外伸展，那么就意味着其内在的能量是黑色的、破坏性的、死的，它多数情况下就会向内进行自我攻击，比如自责、懊悔甚至自虐等。有了这些攻击性，多数人又不会表现出来，而是将这种攻击性转化为抑郁倾向，攻击性越强，抑郁也就越深。

一个健康者，其内在情绪一定是能够自由流淌的，即悲伤时就大声地哭，高兴时就大声地笑，让情绪随外在的际遇而肆意宣泄，而不是被压抑和被禁止。正如《重启》的作者在书中所说："安慰一个哭泣的人，最好的方式不是说'不要哭，你应该……'，而是说'你一定很痛苦吧，想哭就哭吧'，或者'如果我是你，我也会哭'。"这种安慰方法，是共情力的重要体现，后者给人一种自己内心的悲伤被看到的感觉，并且以一种鼓励的方式，让对方的情绪得以自由流淌；而前者给人一种悲伤情绪被"禁止"的感觉，是对方的悲伤情绪没有被"看见"的结果。当一个人的内心长时间不被人看见、关注，内在的情绪长时间处于压抑和被禁止的状态，就容易在自我的狭小空间中患上抑郁。

三、生活信念

虽然我们生活在同一个世界中，但每个人看待事物或世界的方式或思维是不同的。这种不同可能来自我们的父母、经历、教育、环境等差异。人一旦形成了某种看待自己、他人以及世界的方式就极难改变，以后也会倾向于用这种视角来看待周围的人及事物，即使环境改变了，也极难改变这种固有的观念。比如，如果孩子一直难以满足父母的期待，或犯了一点错误就会被家长打骂及苛责，那么他就很容易形成"我是一个失败者"的观念。就算他日后表现得再好，也轻易不会对自己满意。

某种信念一旦形成，人往往会忽视与其信念相反的证据，通过这种"过滤效应"，他便会更加确定自己判断的"正确性"，而忽视事实真相。比如一个人认为自己是个失败者，他就极容易发现自己的不足之处，因为这符合他的认知范围，就算他有成功的时候，也不会因为这种成功而肯定自己，反而会认为这种成功仅仅是一种偶然或巧合，或者任何人都会做到。当然这一切不是一种有意识的行为，而是个人在成长过程中形成的自我认知的结果。因此，心理治疗有时也会针对这种负面的信念，打破这种扭曲的思维方式，进而改善情绪状态。

四、内在驱动力

生活信念仅仅能够影响一个人对事物某一个方面的判断以及评价，而内在的驱动力则会影响一个人整体的生活基调与追求。这里的内在驱动力就是指发自内心的不断驱动自己前进的力量，这一力量来源于我们自己而不是外界强加给我们的。它在极大程度上决定着一个人的思维和行为方式，并不是个人的理智所能左右的。

在现实中，我们可能会因为某件事情、某个人而陷入极为焦虑、恐惧或抑郁的状态，而理智告诫我们，自己所焦虑、害怕的事情并不会发生，但我们还是会被焦虑、恐惧或抑郁的情绪所困扰。这也意味着当理智失效时，内驱力在控制着我们，它好似另一个自我，只不过我们对它缺乏必要的了解。

艾瑞是一个长相普通的女孩，体格偏胖，皮肤黝黑，再加上她家里条件平平，穿着极为一般。因此，在学校里从来不敢与同学主动交流。看着别的女同学穿得光鲜亮丽，她觉得自己就是那只被人嫌弃的"丑小鸭"。

每次与其他同学交流时，艾瑞都显得极不自信，她害怕自己的"丑陋"被同学嘲笑、自己的穿着被人吐槽、自己脸红时被人发现。虽然她自己知道这是不够自信的表现，许多同学根本不会在意她所担忧的这些方面，也知道自己根本不用去过度在意别人对自己的看法，但她就是无法控制自己的焦虑和担忧情绪。当有缺点暴露在别人面前、当可能会受到别人否定的时候，艾瑞便会变得异常焦虑和恐惧。

对于艾瑞来说，影响她个人情绪的是内在的驱动力，而非理智。试想一下，如果一个人总是在意别人对自己的看法，如此关注自己的不完美之处，那么她的内在一定是要博得所有人的肯定，不能有任何的不完美之处……正是因为有这样的内驱力，才使她对这些无关紧要的小事如此敏感。而这种"追求"正来自于一个人内心深处的内在驱动力。这股力量在推动着她要让自己更为完美，以获得所有人的肯定。她本人可能意识不到这种力量的存在，也意识不到自己有着如此"非人类"的追求，但不可否认的是，她一直在逼着自己做根本不可能做到的事情……当她无法满足自己这股内驱力的要求时，她便会陷入深深的焦虑、恐惧或抑郁之中。因此，当我们的理智无法控制自己的时候，我们就需要发现并了解这个内心深处的自我。只有了解并摒弃这些控制我们的内驱力，才能真正地不被负面情绪无休止地缠绕。

五、刺激事件

有些时候抑郁症的发作是由某个极为严重的刺激事件引起的，比如失恋、失败、亲人的离去等。有时候，在大多数人看起来微不足道的小事，也容易成为抑郁患者发作的导火索，比如发言紧张、考试失利、被自己在乎的人批评、嘲笑或轻视等。

六、心理因素

在现实生活中，许多人因为原生家庭的原因，患有极为严重的"心理赤贫"症。他们在物质上极为富有，而心灵则日益空虚、烦躁、焦虑、抑郁，甚至长时间处于悲观厌世的状态中。尤其是有些人，凭着一时的机遇以及个人的运气赚到了许多钱后，突然有一天，觉得自己并不热爱目前所从事的工作，并不喜欢企业所经营管理的项目，致使自己陷入矛盾的状态中。

当人的内在处于矛盾状态时，就会消耗内在的能量，个体体验到的是痛苦和无奈。当人处于心理赤贫状态时，想放弃目前的职业，却又舍不得滚滚的利润。如果不放弃，又难以获得心灵的愉悦与时间方面的自由，以及与家人、朋友友好相处的时间。就比如酗酒者或吸烟者想戒又戒不掉这些不良嗜好的矛盾心理，既不想失去眼前的快乐、享受，又为自己的健康担忧。心理学上认为，当一个人处于矛盾的状态时，也就意味着其内在有两种力量在较量甚至撕裂，这会最大限度地消耗人的内在能量，长时间这样，就会导致人处于抑郁的状态中。

同时，中医也认为，人的七情，即喜、怒、忧、思、悲、恐、惊中的某一种长期过度旺盛都会导致人的阴阳气血、脏腑功能失调。尤其是忧思过度会导致肝气郁结，久而久之便会形成抑郁症。

七、所处的生存环境

比如婚姻状况不佳是发生抑郁的重要因素，其中男性更为突出。比如经济状况，经济压力比较大的人易患抑郁症。比如生活中突发重大的、持续时间较长的生活事件容易引发抑郁症。

一位城市白领，在12年前他侨居国外，过了一年衣食无忧的奢靡生活：一日三餐可吃西餐、粤菜、日本菜、印度菜、自助餐等，还经常出入各大酒店享受下午茶与夜宵。独居一室，天天睡觉也没人管。出门有带空调的汽车，想到哪儿就开到哪儿。这对于曾经在困难时期挨过饿的他来说，可谓已步入了天堂。

可他却适应不了这样的生活，往往是肚子已经很饿了，但一见满桌子的海鲜与佳肴，便立即会产生反感情绪。同时他也怕坐轿车，坐在里面四肢发胀。因为语言不通，极少与人交流，渐渐地头脑开始变得迟钝，目光开始呆滞，口齿也失去了往日的灵活。因为活动少，四肢开始变得无力，腹部却日见隆起。

这位白领的经历，正应了巴尔扎克的那句话："绝对休息，制造忧郁。"后来，他回到北京，每天按时上下班，在办公室与宿舍间来回奔波，重新吃上烧饼、油条、馒头、炸酱面，重新骑上自行车东南西北地随便跑，重新秉笔灯下……不到半年，他的肚子下去了，两腿的肌肉又硬实起来，心情也舒畅了许多。

的确，懒惰可以滋生出抑郁的情绪。在现实生活中，人的多数情绪问题，都可以归结为太闲。越是在社会中无价值感的人，越渴望在私人感情中被认可；大多数的负面情绪，都可以归结为——心太空，内心越空虚的人，越渴望在现实中被关注。因此，懒惰是个极奇特的东西，它使你以为那是安逸，是福气，但实际上它带给你的是无聊，是倦怠，是没事找事，是烦躁，它缩小你的眼界，剥夺你的希望，让你对他人也越来越怀疑，进而慢慢地患上抑郁。

早期的太空英雄巴兹·奥尔德林在自己成功登陆月球后不久就精神崩溃了，他的亲朋好友都对他的遭遇感到极为困惑，因为奥尔德林在登月之后，其感情和家庭方面都很春风得意。

几年后，奥尔德林在他撰写的一本书中回答了周围人对他遭遇的这种疑问。奥尔德林这样写道："导致我精神崩溃的原因很简单，因为我不知道在登月之后，自己以后该做些什么，自己如何才能继续生活下去。"

这就是说，奥尔德林除了登月这件工作之外，在其他方面没有任何的目标，他陷入了迷惘的状态。因此，他一回到地球，便无法重新找到一个属于自己的生活方向，最终使自己的精神处于崩溃的边缘。因此，在现实中，我们要时时记得给自己规划生活目标，让自己适度地处于"忙碌"状态，而不是在懒惰中让自己处于虚空的状态，进而不断地滋生郁闷的情绪。

抑郁最容易"造访"的人群

抑郁症固然是一种多发的心理疾病，在现实生活中，导致抑郁症的原因是多种多样的。一些特定的人群因为其所处的社会环境等因素，极容易被抑郁"造访"，那么，具体指哪些人呢？

一、学生

在现实生活中，学生极容易患上抑郁症。学生在学校面临着巨大的学习压力，再加上繁重的课程、学习任务等，很容易出现各种各样的心理负担。比如说，一些学生会因为考试考得不理想，未达到预想的水准，产生强烈的自责心理，进而对多年的学习过程产生自我否定或其他悲观的情绪或行为，有的会有明显的挫败感，会表现出持续性的情绪低落、悲观失望，随着自卑感的加深还会出现暴力情绪，甚至会有自虐冲动。

事实调查也表明，中小学生的心理问题亦不容乐观。近30%的学生曾有过走进校门时感到心情郁闷、紧张、厌烦、焦虑，甚至恐惧的体验。国家卫生部在近年"世界预防自杀日"公布的一些调查数据显示，自杀在中国人死亡原因中占据第五位。有些专家开始呼吁，在学校开展心理健康教育已经刻不容缓。

二、白领阶层

随着现代社会压力的增大，白领阶层也容易因为各种各样的原因患上抑郁症。世界卫生组织预测，21世纪人类最大的健康威胁不是癌症、心脏病，甚至不是艾滋病，而是这种以毁坏情绪为标志的疾病——抑郁症。

一项针对北京、上海、广州等3个城市的白领人群所做的心理调查显示，约80%的人认为自己时常处于郁闷的状态，难以感受到快乐；70%左右的人在人生的不同时期陷入过抑郁的低谷。在2009年的"五一"国际劳动节，一个全新的词汇进入人们的视野，即"过劳模"。这个群体平均每天工作 10 小时以上，基本没有休息日，睡眠不足，三餐不定……一项针对北京、上海等四个一线城市的白领的调查显示，有超 70% 的白领认为自己是"过劳模"，因为工作或生活压力大，一些白领经测试被认为患有不同程度的抑郁症。

三、科技工作者

因为工作时间长、工作压力大，以及不懂得如何处理人际关系等原因，许多科技工作者出现了不同程度的心理问题。在现实生活中，一些科技工作者经常废寝忘食地工作，导致生活不规律，极易出现失眠、焦虑等症状。工作压力大也是影响科技工作者心理健康状况的主要因素。许多科技工作者怕跟不上知识更新的速度，给自己施加了巨大的压力。总之，一系列的压力促使科技工作者极容易出现抑郁的症状。

四、金领及企业家

金领及企业家极容易被抑郁"盯"上。他们固然创造了诸多的财富，甚至获得了令他人羡慕的"成功"，但他们中的一些人常会陷入疑虑、困惑或不快之中。

为何有了财富之后很多人反而郁郁不乐，甚至会感受到更加孤独、寂寞或焦虑呢？那是因为人性使然。欲望与能力之间的不平衡是人类痛苦的根源，而且人的欲望永无止境，占有欲越强，所求也就越多，所获得的不能满足欲望反而刺激产生了新的欲望。因此，在现实生活中，金领及企业家，只有及时地对自身的欲望进行限制，懂得知足，才能感受到满足和快乐。

五、下岗失业者

许多人在某一个岗位上干习惯了，觉得自己的工作是"铁饭碗"，也极容易陷入自我舒适区，不思进取，停止学习。而当他们一朝下岗，家里的生活顿时便会失去保障。面对家庭的压力，比如孩子的教育、老人的赡养等生活压力，一些人很容易产生焦虑的情绪，久而久之，便容易被抑郁"造访"。

在待业者的队伍中，有大学毕业暂时没找到称心工作的人，有高中毕业未能升学者，有因故辍学到了 18 岁之后没有任何工作者。一时或短暂的待业，人们或许可以忍受，但时间一长，便极容易滋生心理问题，比如自尊心受挫、因啃老而产生的自卑、心理躁动，还有与周围其他人相比时的难堪与无奈等，这些都会使人滋生抑郁、烦躁、沮丧甚至忧愁等负面情绪。

对于这些失业者，如果不能积极地自我调节，以及解决现实中遇到的种种问题，很容易滋生忧愁、痛苦、抑郁等负面情绪。

六、退休者与老年人

老年抑郁症是老年期较常见的精神障碍。研究表明，老年抑郁症的病因，可能与机体老化，尤其是大脑的退行改变有关，也与老年期频繁遭受的精神挫败感有关。一些老年人在退休后，会产生挫败感与无助感，觉得社会不再需要自己了，因而极容易产生挫败感。

原生家庭是导致抑郁症的"罪魁祸首"

导致抑郁症的原因是多种多样的，但据调查，不健康的原生家庭是导致抑郁症的"罪魁祸首"。比如童年时期父母重男轻女的思想、儿童时期丧母或丧父、父母关系不和谐或离异、缺乏双亲的关爱或受到虐待，尤其是性虐待等，都会使人处于长期的心情郁闷状态。如果这些郁闷、不快的情绪得不到有效的疏解，积压在心底，久而久之便会导致抑郁症的发生。

毕业于名牌大学的露西是一家外企的职员，她本来有着不错的职业发展前景，可为了女儿的健康成长，她辞掉了工作，在家全职带孩子。露西自小有着不怎么快乐的童年，她经常能回忆起童年时期妈妈对自己的强硬态度和不理解，但她也知道，妈妈本质上是爱自己的，她的很多做法完全是为了自己好。个性长期被母亲压制，也让露西在很小的时候内心就充满了自卑，并且个性孤僻。在露西同学的印象中，她是一个只懂得闷头学习，从不爱与同学交流的人。在初中的时候，露西便被学校认定为患有极为严重的抑郁症，后来通过学校的心理干预，她才慢慢地摆脱了抑郁症的困扰。

长大后的露西，深知自己的母亲在育儿方面有欠妥的地方，因此，她才决定以一种不同于父辈的模式去带女儿，让女儿有一个健康、快乐的童年，绝不让她像自己一样受到抑郁的困扰，因为那段时光带给她的痛苦曾让她刻骨铭心。可两年过去了，露西的女儿并没有表现出她所期望的那样。表面上看女儿总是很乖，在上幼儿园期间却很胆小懦弱，有时候甚至尿急了或被同学欺负了也不敢告诉老师。以上这些让露西异常焦虑，她想这一定是自己的教育方式出现了问题，影响到了女儿的心理健康。后来，露西的闺蜜丽莎发现了问题。

比如有时候闺蜜看到露西在和女儿玩，刚开始看到女儿是笑的，露西就表现得很得意，继续逗女儿开心，直到女儿非常不舒服哭了才停下来。这时候，露西根本未曾意识到是自己的不理解造成的，反而说："哎呀，你脸皮怎么这么薄啊？跟你玩一下都哭，不许哭，再哭我就不要你了。"女儿听到妈妈这样说，通常会马上泪眼朦胧地压抑自己的悲伤情绪，似乎要把那些难受吞到肚子里，强迫自己停止哭泣。闺蜜在旁边看到这一幕感到极为难过。在现实生活中很多妈妈都是经常用抛弃来恐吓和控制孩子的情绪，什么时候都不能大笑或者大哭。

又比如说女儿经常想穿自己喜欢的衣服去上幼儿园，露西却会以各种理由说不行，没有商量的余地，每次总是迫使女儿妥协。当看到这些，丽莎猛然意识到露西在重复其妈妈的教育方式，她虽没有像她的妈妈那样通过大吼大叫的方式去直接否定女儿的想法，却以一种柔和的方式迫使女儿妥协并以此来管教女儿。因此，才导致了她的女儿表面上是顺从的，其实内心是逆反的，因为能感受到自己没有机会做自己想做的事情，没有勇气表达自己的想法与需求。露西的女儿也在无形之中重复地受到露西曾经受到的创伤。闺蜜曾提醒露西，这样长时间下去，女儿总有一天会患上抑郁症。

　　露西和女儿的经历，印证了原生家庭"伤痕"的代际传递效应。她在童年时期所接受的母亲强势的管教方式，导致了她自卑、孤僻的个性。这种个性致使她不断地压抑自己的真实需求，无法使内在压抑的情绪得到有效的宣泄，从而导致抑郁的发生。同时，露西长大后，没有积极地对自己的"伤痕"进行修复，而是以无意识的方式间接地再通过严格而强势的管教方式伤害着女儿。在童年时期，露西曾经有不被母亲理解的感受，但又无力抗争。长时间的不舒服和不快乐也曾让露西无法承受，因此她就会以一种合理化的防御方式，比如母亲总是爱自己的、她这种管教完全是为了我好等，将内心的痛苦"合理化"，进而将那些不舒服的感觉忽略掉。而那种糟糕的状态实际上是被她压抑到潜意识中去了。因此，她在带自己的女儿时，就不再会感受到自己曾经受控时的难过，当然也无法对女儿的不舒服和不快乐感同身受，然后就以无意识的方式继续去伤害她的女儿。这也说明，"伤痕"的代际传递是一种无意识的活动，创伤性的经历会在下一代中体现出来。因此，要想让自己的下一代更优于我们，有更快乐和更幸福的人生，我们就要从修复自我"伤痕"开始。而修复的第一步，就是要懂得通过自我纠错与内省，将自己内在的创伤表达出来。要知道，当你找不到合适的语言来表达创伤时，就很有可能会将它传递给你的孩子。正是因为这种"伤痕"具有代际传递效应，父母才运用同样的方法去对待自己的下一代，从而致使抑郁症有了代际传递效应。另外，在原生家庭中，如果父母患有抑郁症，就会营造出抑郁的、不健康的家庭环境，从而致使孩子患上抑郁症。

　　但凡被压制的负面心理影响，都是不会凭空消失的，它只会被压制在我们的潜意识中。如果你能将它大方地暴露出来，则是预防患上抑郁症甚至达到自我治愈的第一步，也是最为关键的一步。

诱发抑郁的温床：长期地压抑情绪

在现实生活中，长时间地压抑内在的情绪，致使精神压力越来越大，也是导致自身患抑郁症的一个主要原因。这主要是因为，我们时常被人教导遇到任何事情要学会"忍让"，不能随意地在他人面前宣泄情绪等，进而致使我们的情绪长久地处于被压抑的状态，直到精神崩溃，有的甚至患上抑郁症。

实际上，那些长时间压抑自身情绪的人，往往对情绪有着错误的认知。从心理学的角度出发，情绪是人的一种正常反应，正如作家吴淡如所说，但凡是人，都会有情绪波动。从人格心理学定义上讲：情绪是指伴随着认知和意识过程产生的对外界事物的态度，是对客观事物和主体需求之间关系的反映，是以个体的愿望和需要为中介的一种心理活动。一个正常的人，必然是有情绪的，因为这是人的生理现象。没有情绪的人，是无法想象的，可以说如同行尸走肉、没有了灵魂。一个人若无喜怒哀乐的情绪，其就是不完整的人，这也是人生的极致痛苦。

当然，人的情绪有积极和消极之分。积极情绪主要包括喜爱、开心、幸福、愉快、崇拜、希望、宁静等，这类情绪会产生正面的影响，可给人"增力"，可以提高、增强人的活动能力，可促使人积极地行动。比如，可以提高人的思维能力和奋发向上的精神，产生向上的力量，使人生机勃勃，缔造和谐，对身体健康有莫大的帮助。而消极情绪则包括沮丧、妒忌、紧张、怨恨、烦恼、愁闷、抑郁等，这类情绪会产生负面的影响，会给人"减力"，会降低人的活动能力。例如由痛苦引起的悲哀会使人心不在焉，削弱人的活动能力，甚至产生悲观厌世的念头和慵懒、萎靡不振、颓废的心态，久而久之对人的身心产生极大的危害。在现实中，很多人为了防止被负面情绪所"伤"，会拼命地压制它们：在难过的时候假装很高兴的样子，在感到委屈时将负面情绪强压下去，在焦虑时故作"镇定"等，负面情绪因找不到一个合理的出口，不断地消耗自己内在的正能量，毁掉自己有限的幸福感，日积月累成为收不回来的"坏账"，最终压垮了他们的人生，致使自己陷入抑郁之中。

晓微是公司一个刚入职不久的小姑娘，最近她失恋了。白天在办公室，她像个没事人一样，该安静时安静，该放松时就和其他同事照样嘻嘻哈哈爽快地开怀。但是，据一位同事说，在下班后，她一走上大街就开始哭，一路哭到家，看到同屋的室友后，她又继续装没事儿人一般。

好一个"有礼有节"的失恋态度，整整装了一个月，她的精神彻底垮掉了，人完全陷入了抑郁之中，只好放大假回家调养身体。

社会学家将情绪分解成两个维度：你的真实心情如何，这叫情绪感受；你所表现出来的情绪是怎样的，这叫情绪表达。他们认为，"情绪表达"和"情绪感受"的差别越大，内在的消耗也就越大。就像晓微一样，明明是刻骨铭心的失恋，却硬是装作没心没肺，如此积累一个月的负面情绪让她心理彻底透支了。

现实中为何有些人一开始热情高涨，后来却慢慢地变冷淡了呢？也许不是他们的热情被消磨殆尽了，而是刚开始假装喜欢，后来觉得自己的内在被消耗得太多，致使他们"实在装不下去了"。为何有些人在一味地克制、压抑自己的情绪，致使自己的心灵蒙上了一层厚厚的"污垢"，或者是某一天像火山爆发一般，发出强大的威力，使之瞬间"灰飞烟灭"？

同事晓琴最近看起来异常疲惫，因为她的精神看起来极差，婚姻和生活都出现了诸多的问题。在同事眼中，她本来是个开朗、热情的人，每当有人向她请教工作上的问题时，她总是极有耐心地给予帮助。即便是最近，尽管她内心压抑了太多不开心的事，面对同事向她"抛"来的问题，心里纵使十分不情愿，但也会答应下来。

她缺乏拒绝别人的力量和勇气，内心深处总在想如果拒绝别人，别人会怎么看自己。虽然她是朋友和同事眼中公认的"好人"，但在家中，尤其在孩子和老公面前，她却是个喜怒无常，极为情绪化的人。

在这样的情况下，晓琴发现自己越来越不快乐，总是委屈和压抑自己的情绪去讨好别人。而且她也觉得自己越来越不喜欢自己。当我们最不喜欢自己的时候，也是最没有力量的时候。长久的伪装，使她的情绪越来越低落。最近，她开始觉得自己快撑不住了，越来越厌烦与其他人接触。她自己也清楚，自己与抑郁症的距离越来越近……

艾克·哈特在他的《新世界，灵性的觉醒》里说，"地狱之路是好的意图铺就的。"在现实中，很多人都有晓琴一样的经历：为了在周围人中扮演好"好人"的角色，不断地压抑自己内在的负面情绪，让自己背负上巨大的精神压力。久而久之，抑郁症自然会找上自己。

要知道，每个人都会滋生负面情绪，但是它不会因为我们的刻意压抑就自行消失，它一直都在。时间一久，它会被压抑到更深的地方，那些我们不想面对、不想承认、不愿接纳的部分，便构成了我们人格的"阴影"。我们每时每刻都在不断地消耗我们的内部正能量，使我们变得阴郁而不快乐。这种长时间的阴郁与不快，是诱发抑郁症的良性土壤。

心理学家指出，那些被我们压抑的情绪并不会因为个人的意志力而消失，它会一直储存在我们的体内，直到遇到一个合适的出口而爆发出来，要么对外，在人际关系中呈现；要么对内，在身心健康上呈现。比如很多极为严重的心理与身体上的疾病的产生，都与压抑的情绪有着极大的关系。因此，我们要明白，情绪要靠疏导，而不是靠个人的意志力去压制，因为它不会凭空消失，那些被压制的情绪，最终会以另一种方式来伤害我们，甚至毁掉我们。

多数抑郁症患者的心声：被"完美主义"所操控

事事追求完美的个性，是诱发个体抑郁的一个重要原因。事实上，许多抑郁症患者都有完美主义的倾向。他们事事追求完美，总是极力地规避错误，犯错、失误，哪怕是一点儿瑕疵，都会招来他们的不快。这种追求完美的心态，在很多时候是有优势的，会给予他们强烈的动机去达成目标，将事情做得完美。但是，他们的这种苛求会在一定程度上消耗精力，常会因为一丝一点的不完美而陷入痛苦中，也会在一定程度上导致人际关系的紧张……对错误的恐惧，导致完美主义者无法意识到错误和失败是成功路上的必经过程，他们认为错误是不允许或者是罪恶的……对他们来说，与其说是被完美主义所羁绊，不如说是被内心的恐惧所控制，而这种恐惧很多时候是原生家庭所带来的。比如对孩子要求过高的完美主义家庭，孩子一旦达不到要求，就会遭遇严厉惩罚或者父母会表现出极度的失望。在这种恐惧的驱使下，孩子就会事事追求完美，以达到父母的期望。再比如自小被父母赋予了过高的期望，并且在不断的赞誉声中长大的孩子，因为怀有极大的优越性，所以事事追求完美。

在父母眼里，柳青一直是家里的骄傲。小的时候，他是个极为聪明的孩子，被父母寄予厚望。柳青的父母一共生了四个孩子，其他几个因为成绩差而早早地放弃学业，只有柳青，自上学开始，他就是一个听话且成绩优异的孩子，每每代表学校去县里参加各种竞赛，都能取得不错的成绩。因此，他成了家里的"宠儿"。为此，他的父母经常以他为荣，并且强烈地指望着他能改变他们家的经济状况。他们也经常会当着众人的面说他是智商高超的神童，说他不仅成绩好，而且还极听话，简直就是完美孩子……

在学校里，柳青也从未违反过校规，平时为了使自己成为学校里的佼佼者，他一直埋头苦读，他也是以这种方式来抵抗父母对生活的绝望。他不仅努力学习，而且还主动帮助学习成绩差的学生补习，这让他也成了老师眼中的完美学生……在此之后，他便是公司老板眼中完美的员工，妻子眼中完美的丈夫，甚至还成了儿子眼中完美的父亲……但是，最近的他真的极为讨厌自己的完美形象了。原因是他的事业遇到了"坎"，让他一直停滞不前。他带领的团队正在突破一个重大的项目，但他却无法集中精力。老板全指望着他能让公司再上一个台阶，但他觉得自己已经精疲力竭，使不出半点力气……而且最近他还觉得自己已经毫无斗志，精神恍惚，持续性地情绪低落。在痛苦中挣扎的他也不清楚自己为何会这样，在别人眼中他一直都是完美和积极进取的人，可现在却完全瘫软无力了……

柳青自小就生活在被称赞包围的世界中，表面上看，这似乎赋予了他积极正面的影响，但事实上，柳青活得异常疲累，他的内心藏着深深的恐惧，他害怕辜负他人的称赞，并且为了维护被称赞带来的优越感，他一直强迫自己去完成难以实现的完美目标，丝毫不敢懈怠。另外，柳青在自己很小的时候，便承担起了自己力所不能及的重任，并且以超越自己年龄的成熟让父母不再对生活绝望。因此，自始至终，他并没有被当作与自己生理和心理相匹配的人来看待，没有建立少年阶段的独立而自信的价值观。很大程度上，他的自尊来源于外在的称赞、奖励以及分数，而不是内在的自信。因此他很容易因为一时的犯错、受挫而陷入矛盾和煎熬的状态中。

同时，柳青的行动力或许还包含了补偿的因素，即通过让自己出类拔萃，无意识地填补自己父母的不完美。为了不让父母失望，他从未让自己松弛下来。然而，许多年过去了，他在生活的各个方面都追求完美，致使其感到疲惫不堪，这也让他深陷痛苦之中。实际上，对柳青来说，要想治愈自己，就要客观全面地认识到自己的不足，将自己从别人的期望和赞誉中拉回到现实中来，做最真实的自己，而不是为了达到别人的超高期望而再度奔波。

实际上，在经常被父母夸赞和褒扬中成长起来的孩子，比如不断被赋予天才、聪明等词汇，很容易产生习以为常的优越感，这种优越感会让他们对自我的认知不足，对自我有超高的期待，从而导致他们在生活中很难容忍不完美的情况出现，比如受挫、失败或犯错等。这种现实的落差，会导致他们产生罪恶感，陷入心理的煎熬。

另外，他们身上的优越感会促使他们弱化自身努力，觉得完成一件事情或达成一种愿望是极容易的，当事情完成或愿望达成后他们会获得短暂的愉悦，但不久就会脱离愉悦并意识到成功是应该的，从而进一步强化自己的优越感，弱化成功的喜悦和当事人付出的努力。当遭遇挫折或障碍时，他们又会陷入焦虑和自我质疑中，认识到自己并非天才，也并非能力过人，进而就陷入无价值感中。因为习惯性的优越意识，再加上对事件困难程度的错误评估，完美主义者会在短时间内付出极大的努力以满足对成功的迫切需求，但大多数事情并非在短时间内就可以完成的，所以他们的习惯性优越感便面临崩塌，从而陷入无尽的无价值感中。

那么，完美主义者该如何通过有效的方法去治愈自己呢？

一、探究自我完美主义产生的根本原因

完美主义个性的形成原因是多种多样的。要清楚地知道个性中的完美主义情绪是由什么导致的，才能对症治疗。要知道，如果不认清楚主要的责任方，完美主义者就会把这个重担背负在自己的肩膀上。如果自己一直责怪自己，愤恨自己，其内心也会永远充满自我憎恶，就会不停地惩罚自己，给自己带来更大的伤害。比如，若完美主义是早年原生家庭父母过于苛刻导致的，那就要学着去直面内心的恐惧，去接纳和拥抱自己的真心，不让自己被内在的恐惧所控制。

二、接纳自己的缺点，与不完美的自己和解

完美主义者对自己都有比较高的期待，会因为犯错而产生愧疚和罪恶感。这就要求他们要清醒地去认识自己和正确地评估自身的能力，做事情前，学着去放弃对自我的高期待，并允许自己犯错。最好在犯错后，能从中吸取教训，让自己获得成长，并在这种成长中建立属于自己的自尊和价值感。

同时，也要学着去接纳自己，接纳自己身上的缺点。当然这并不是说完美主义者可以自暴自弃，而是可以通过不断学习与进步，在自己感到无能为力的时候就接受现实，承认自己的局限性。不要去浪费时间做超出自身能力范围的事。同时，多去关注有意义的事情。在达成目标的过程中，要知道自己究竟是为获得一个完美的结果，还是想真正去解决问题。如果选择后者，那就不会因为不完美的结果而枉费心神。

三、做事时，设定目标，并且能将目标精细化

在做任何事情之前，一定要先设定目标，因为目标不仅能指引方向，还能跟踪进度，让自己清楚地知道任务已经完成，而不是为了达成完美主义让自己陷入焦虑和痛苦中。

虚假的"自我"：难以感受到幸福和快乐

在一家心理诊疗室，有两位抑郁症患者曾这样叙述他们的个人经历以及感受：

"自小爸妈离婚，我成了妈妈唯一的依靠和希望。因此，小时候我的成绩单的好坏就成了妈妈脸色的'晴雨表'，我一取得好成绩，她就兴奋，会逢人夸奖和鼓励我，还给我各种奖赏；我成绩一差，她就会火冒三丈。为了使妈妈高兴，小时候我拼命地努力学习。时至今日，我各门功课都不错，但就是高兴不起来，觉得自己活得异常压抑，对什么都丝毫不感兴趣……"

"自小到大，我都是父母眼中的'乖乖女'，一切事务都是听父母的安排，丝毫不能有自己的主张。从小时候学什么特长、报什么辅导班，到高考学什么专业、报什么学校，再到后来找什么工作，都由父母安排。尽管如今的我生活光鲜，收入不菲，让同龄人羡慕不已，但我却丝毫不高兴，

时常因焦虑而导致情绪崩溃……"

生活中，也许我们也曾有过以上的经历或感受，从小"自我真实感受"就被人否定：痛苦的时候，不能滋生恨意；难过想哭的时候，不能张口大哭，恣意发泄内在的痛苦情绪；为了让妈妈高兴，不得不拼命学习，自小被父母安排一切，从不能按自我意愿做一次选择……当一个人自我的真实感受或需求被压制，久而久之就会发展成"虚假自我"，即自己的一切行为、需求或感受，都不是从自我的真实需求出发，如此就会出现"真实自我"与"虚假自我"之间的冲突或撕裂状态，从而使我们深陷痛苦，难以感受到真实的快乐和幸福。比如，一个自小被父母塑造出来的"乖孩子"，在社交场合会按照父母塑造出来的"虚假自我"去迎合别人，但会发现自己的人际关系越来越糟糕。因为这种缺乏真情实感的流露，会给人一种虚伪的感觉，无法赢得他人的信任。于是，人就会陷入痛苦的状态，并且在与人相处的过程中，总会觉得：明明我在夸奖他，为什么他还不高兴？明明我表现很谦虚，为什么不能赢得对方的好感？我要不要表达自我最真实的感受……于是，"虚假自我"与"真实自我"会处于不断对抗的状态，从而造成了我们内心的冲突，致使我们陷入痛苦。长久如此，我们就会掉入抑郁的泥潭中无法自拔。

同时，一味地否认自己的真实情绪，是导致发展成"虚假自我"的一个重要原因。"虚假自我"会让人总是展示出别人希望看到的一面，还与之融为一体，使得别人预料不到在他的虚假面具后面藏着多少不为人知的"恶"。相对地，"真实自我"便难以得到发展，无法被区分，因为它从未被体验过，处于温尼科特所说的"不沟通状态"，从而会让人感到生活无聊、精神空虚、无家可归、身上的活力和自发的情感被封锁、内心感到空洞、精神贫瘠、潜力被抹杀……而这些感受都是滋生抑郁症的温床。

美国明星"小甜甜"布兰妮·斯皮尔斯，她在演唱事业上获得了极大的成功，但是，这个成功并不是她个人意志的结果，而是母亲的意志塑造的结果。从她3岁开始，母亲便带着她转战美国各地，用尽办法为她争取演唱的机会。她的所谓好女孩的形象，也是其母亲精心打造出来的。因此，她是没有童年的。后来，布兰妮在流行乐坛的所谓辉煌和成就，与其说是她自己的天赋和努力的结果，不如说是得力于母亲个人意志的主宰。她的"乖乖女"形象，一方面出自唱片公司的包装，另一方面也来自母亲的潜台词：做我的女儿，就要乖，就要听话，不许有任何忤逆的举动。

这也涉及一个关键问题：一位巨星的诞生，如果都是来自母亲强加给她的意志，而不是自己内心深处的渴望，这会给布兰妮带来怎样的后果呢？

一是不开心，二是不情愿，三是去反抗。

从她成功之后所做出的一些在外界看来匪夷所思的举动，便可以看出她是在和母亲较劲，跟母亲摊牌：我不愿意听你的安排，我不愿做那个好女孩，因为那不是真实的我。她曾在母亲的劝导下，进入一家心理康复中心治疗，在那里，她多次歇斯底里地喊道："我是骗子！我是个冒牌货！"她还时不时冲到大街上央求普通人和她合影。这一切都是她"真实自我"与"虚假自我"对抗的表现。

按照传统的观点，布兰妮的妈妈在对孩子的教育上无疑是成功的，她用非凡的手腕与坚强的意志将女儿塑造成了超级明星。从布兰妮的角度看，自己正是在妈妈的推动下取得了成功，然而布兰妮内心深处却不这么看，她觉得自己固然是成功的，但是那种"虚假自我"与"真实自我"的撕裂感，让她痛苦不已。布兰妮的自我意志被剥夺了，她没有成为她自己，而是妈妈"自己"的延伸。

在现实生活中，布兰妮的不快乐和痛苦带有一定的普遍性。为了讨父母开心，为了少受批评和责备，为了顾及旁人的感受，努力让自己变得懂事、听话、顺从，久而久之，我们就给自己的心灵建造了厚厚的堡垒。这堡垒成了"虚假自我"，而"真实自我"像个囚犯一般被关了起来，常年不见天日。囚犯并没有死去，它总想逃离出来，终有那么一天它还是不以

41

我们的意志为转移，越狱而出。那一刻，我们才发现，它不仅没有被驯服，反而更加狂躁。

一个人最快乐、最自由的状态就是能够做真实的自己，去真实地体验自我的感受，遵守自我内在的真实意愿，正如罗杰斯所说，所谓的自己，就是一个人过去所有生命体验的总和。假若，这些生命体验是我们被动参与的，或者说是别人的意志的结果，那么我们会感觉，我们没在做自己。相反，假若这些生命体验我们是主动参与的，是我们自己选择的结果，那么不管生命体验是快乐或者悲伤，我们都会感受到是在做自己。如果我们感觉不是在做自己，那么不管别人的意志看似多么伟大我们都会感到不快乐，并会做一些莫名其妙的事情。看上去，这些事情像是自毁或者伤害别人，但其实我们不过是在用这些事情来唤醒自己的意志。

那么，在现实生活中，拥有"虚假自我"的人，该如何摆脱内心的痛苦呢？

首先，你要明白裹在自我外表的"虚假自我"是如何形成的，然后再直面内心，进行有效的治愈。比如你是因为一直被父母或他人控制而形成的"虚假自我"人格，那就需要在行动上尽力摆脱父母对自己的控制。

其次，"虚假自我"的人，很容易为了顾及外界的评价、看法或别人的感受，而忽略了自我的真实需求。而要想从这种状态中解脱出来，就要学会直面自己。直面自己的前提是了解自己，了解自己究竟是个什么样的人，自己内在最真实的感受是什么。接下来，我们还需要客观全面地直面自己的内心，时刻关注自己处于一种怎样的情绪里面，有着怎样的感受，这种感受好不好，是让自己积极还是消极的感受，要怎么处理或者接纳这种感受，这是需要我们去思考的。

自卑者的自我救赎：了解根源，才能对症治疗

生活中，总能发现多数抑郁症患者有强烈的自卑感。他们有极低的自我评价，总觉得别人不喜欢自己，总是过分地在意别人的评价，渴望获得表扬，而且对于别人的批评又容易介怀。在生活中，他们很容易因为一些鸡毛蒜皮的事不开心，常常处于郁郁寡欢的状态。在工作中，总是惧怕失败、逃避竞争。另外，在人际交往中，他们有极强的自我保护意识，说话容易带刺，喜欢用自负与骄傲来掩盖内心真实的自卑。还有一些有自卑感较重的人，在社交活动中会表现出胆小、害羞、怕生，不敢大胆与人交往……正如心理学家阿尔弗雷德·阿德勒所描述的那样，自卑指以一个人认为自己或自己的环境不如别人的自卑观念为核心的潜意识欲望、情感所组成的一种复杂的心理。

导致一个人形成自卑心理的原因是多种多样的，比如后天持续性的失败让自己产生了强烈的挫败感，在一些重要场合被人持续性地否定等，但是，生活中，很多人的自卑感却源于原生家庭。

根据阿德勒的个体心理学学说，我们成长过程中的主要情感依托和安全感皆源于父母，因此，父母的举动最能够影响孩子的心理状态。父母的一些行为，可能是孩子感到自卑的真正原因。比如一些成年人或多或少会有意识地、克制不住地、潜移默化地对自己孩子施加控制权。很多成年人工作压力巨大，或多或少会感受到来自外界施加给自己的压力，很容易陷入极大的无助感中。而回到家中，对弱小者的鄙视是避免让他们继续陷入无助感的最好办法，同时这也是一种软弱的表现。当他们在外面承受了太多的无助感，晚上回到家里看到更弱小的孩子站在那里，成年人发现终于有一个人没有办法反抗、打击自己的时候，他们的优越感便会油然而生，而自己曾经经历过的被打压而没有办法应对的无助感便开始投射到孩子身

上，然后通过鄙视和打压孩子，感受到自己的强大和控制别人带来的快感。实际上，通过鄙视和打压孩子是弱者的武器，也是对自己某些不受欢迎的情感的一种防御。对于幼小的孩子来说，父母的鄙视和打压，会让他们感受到痛苦和无助，但这种痛苦和无助感又得不到合理的宣泄，于是便被压制在了潜意识中，于是在长大后，便会变得自卑、羞愧、易怒和敏感。

再比如，在孩子犯错后，父母给予其极为严厉的批评甚至体罚，他们认为要在孩子小的时候为其树立健康、正确的人生观和价值观，而训斥和体罚的方式可以加深孩子对错误的认识。其实，这种做法只会造成孩子的过分内疚感、羞愧感。同时，这种内疚感和羞愧感，也会让孩子陷入一种死循环：认为自己不够好，自身是丑陋的、差劲的；渴望自己变得更好，因为潜意识认为，只要自己变得更好，别人就会尊重自己；但当他们真的要去变得更好时，又会觉得自己不配。正如美国作家苏珊·福沃德所说："对于一个幼小的孩子，会因为朋友、老师、兄弟姐妹以及其家庭成员的贬损而受到伤害，而最容易带来伤害的还是父母，毕竟在孩子幼小的心灵中，父母就是整个世界的中心。所以，如果你无所不知的父母认定你是个坏孩子，那你就一定是。如果母亲常说'你真蠢'，那你就是蠢的；如果父亲说'你真没用'，那你就一定没用。孩子不会从其他角度审视这些评价并提出质疑。当你从别人嘴里听到关于自己的负面评价，并让这些评价进入你的潜意识中时，你就是在'内化'它们。负面评价的内化会让'你是'变为'我是'，就形成了自卑心理的基础。语言上的贬损不仅严重地损害了你作为一个可爱的、有价值的、有能力的人的正当的自我认知，还会对你的生存方式及成就价值产生必要的负面预期。"

在艾米的记忆里，爸爸妈妈经常吵架，对她的关心少之又少。另外，妈妈还经常对艾米抱怨：我不被你爸爸重视，就是因为你。还说，她宁愿要一个傻儿子也不要一个乖女儿，并且还经常对着亲戚朋友的面讽刺她，说她没出息，这让她心里有一种深深的自卑感。

　　后来，妈妈生了弟弟，父母对他极尽宠爱。艾米自小就被教育，做姐姐的一定要让着弟弟，有好东西一定要先给弟弟。更让艾米难过的是，每次她与弟弟闹矛盾，第一个挨打的总是她。这致使她在家里过得小心翼翼，经常晚上一个人躲在屋子里偷偷地哭。

　　成年后，她考上了大学。在大二的时候，有一位男生曾向她表白，当时真的是吓到她了，因为她一直不敢相信，这个世界上竟然会有男生喜欢自己。后来，她和那位男生谈起了恋爱，在感情中却一直处于被动地位，特别容易患得患失：对方一对她好，她便开始掏心掏肺、毫不保留地对对方好，可一旦发现对方对自己有一点疏忽，她便开始担心自己要被抛弃。始终缺乏安全感的她，丝毫感受不到爱情带给她的美好，而是无尽的焦虑和不安。正是她的这种表现，让男友极为烦躁，并一气之下向她提出了分手。这对艾米来说是个巨大的打击，在这件事情的刺激下，她的情绪也陷入了持续性的低落状态……

　　从艾米的经历来看，原生家庭对她的一系列行为，让她有深深的自卑感。父母经常吵架，对她的关注和爱极少，并且父母还有重男轻女的思想，让她觉得自己是不被接纳的、是不值得被爱的，因此，在成年上大学后，有位男生向她表白时，她会感到惊讶。同时，父母的一系列行为也让她严重缺乏安全感，在爱情中总是患得患失，丝毫感受不到幸福。

　　有着自卑情绪的人，总是会强迫性地重复某一个行为，那就是不断地否定自己、攻击自己和惩罚自己，这都是自卑感在潜移默化地影响他们在生活中的表现。比如艾米，深深的自卑感让她在爱情中始终处于被动地位，她担心被抛弃，总是表现出患得患失等一系列焦虑情绪，以致自我否定性的变成"自我攻击"。久而久之，便极容易被抑郁缠身。

　　生活中，还有一种家庭也容易让孩子产生自卑心理。比如有家庭暴力的家庭，在这种氛围中成长起来的孩子一般会出现两种情况：一是在组建家庭后，由受害者变成施暴者，他们并不是刻意地去充当这个角色，而是在成长时期一直被暴力对待而积怨已久的潜意识行为；另一种就是变得极为自卑，不敢在社会活动中展现自己，因为在他们的眼中，犯错的后果是身体和精神的折磨。

还有一些物质条件一般的家庭，孩子自小会被父母告诫：要节俭，要学会过日子。但是当孩子看到别的伙伴有玩具和衣服，就会产生极大的心理落差，会觉得自己不如其他人。孩子如果在这种极大的落差感中长大，就容易滋生自卑心理。

另外，自小被父母挫伤自尊心的孩子也容易有自卑情绪。个体在成长的每个阶段，都是有自尊心的，而且比想象中的还要强大。身为父母一定要尊重孩子的隐私，不要将他们的丑事到处说，否则就会让他们感到深深的羞愧和自卑情绪。所有的孩子都希望得到像大人一样的尊重，他们想要表达自己的想法，有倾诉和被赞赏的欲望。家长要培养孩子的自信和荣誉感，这样教育出来的孩子则通常比较自信和自强，有责任感。

在不断地被否定、打压和斥责的家庭氛围中长大的孩子，也极容易陷入自卑情绪。

张菁的离婚，是因为她实在忍受不了自己另一半那高不可攀的学历——博士后。张菁清楚地记得，在她与丈夫谈离婚时，丈夫说什么也不同意，双方父母也都在极力地劝导她，尤其是张菁的父母一度认为她一定是魔怔了。最终，张菁还是起诉离婚了。

但是她也承认，前夫对她真的很好，她曾一度觉得不会遇到前夫那么好的人了。在他读博士期间，为了让她的心能安定下来，两人便领了结婚证。那时，张菁一人辛苦工作努力地供他读书，他也很受感动。他说等他毕业找到好工作后她便不用再这么辛苦了。

最终，他真的做到了，他给了张菁富足的生活，可是天知道，在那些养尊处优的日子里，张菁的自卑感排山倒海一般地扑过来，让她喘不过气来。

他的眼界、胸怀、格局、学识、见识，还有他的圈子、谈吐、能力等都让张菁望尘莫及，在他面前，她总觉得自己低人一等，自惭形秽。那种渗入骨髓的自卑感日夜折磨得她几近崩溃。

可是她内心隐藏着的巨大的自卑感，也无处宣泄、无处诉说。她每天都被这种巨大的精神压力撕裂着，尤其是每个午夜来临、辗转反侧之际，那些不甘人下的渴望就会如暴风雨来时的乌云密布一样铺天盖地地压下来，让人不堪忍受。

张菁自己也曾经极力想摆脱那种自卑感，她觉得自己应该找一个各方面条件不如自己的人，这样内在的那些自卑感便会被驱散，而她却悲哀地发现自己做不到。

张菁自小就生活在被父母不断打击、否定的家庭氛围中，因为父母对自己的不认可，她的自我价值感和自我认同感极低，创造幸福的能力也极低，内心会时常陷入极度的自卑感中。当一个人自我评价过低时，便会在心中不断地被暗示：我配不上这么好的人或物，我不配拥有那些，即便是拥有了，也会让自己陷入深度的自卑中。而这种自卑感也时常会让她想着逃离，那种压力实在是太大了，让人像处于枷锁之中。

自卑带给人的一生的影响是巨大的，那么，身陷自卑情结的人，平时该如何自我治愈呢？

一、通过觉察，发现自己的问题

当我们深陷自卑中时，就应该觉察自己自卑情绪的源头在哪里。能够发觉自己的自卑情绪是由父母的否定、斥责而导致的，是自我治愈的第一步。

同时，我们要认识到在父母那里，幼小的我们不过是实现他们获得自信和自恋以及满足感的工具，他们眼里看到的只有自己。要想与原生家庭和解，我们必须看到那时自己的真实感受，并告诉自己，那个时候的自己有那种情绪是正常的反应，我们要接纳这种情绪，无论这种情绪是否符合社会伦理道德，先不要直接压抑，要学会接纳，只有当我们接纳了这种情绪，我们的那些伤痛才会慢慢愈合。

因此先要看到自己，才能在原生家庭中，与家庭、与自己和解，才能治愈自己。

二、通过接纳自我，完成自我的超越

当我们深陷自卑不敢行动的时候，就要反思自己：究竟在怕什么，自己真正担心的是什么。想清楚后，便学着去接纳自己的这种不足，然后通过挑战去超越自我。以"犯错很可怕"为例。如果我们总是陷在里面，就会出现非常多的自我攻击："我没有本事，什么都做不好！我是一个容易惹人生气的人，被人瞧不起的人。"每当需要承担自己的角色任务时，这些自我攻击就会冒出来阻止我们去行动，会告诉自己："还是不要去做了，免得搞砸了更让人厌恶。"进而开始蜷缩回自己的小世界里，拒绝和外界再接触。然而这种自我蜷缩带来的后果是什么呢？我们会发现自己越蜷缩，别人越不满意。这些不满的情绪会被怎么理解呢？"果然我真的让人厌恶，什么都做不好。你看，我没有做好，别人不满意了吧！"到这里我们可以发现，这种经验回避完全成了一个自我实现的预言，越是觉得自己做不好别人会不满意，就越会发现别人真的越来越不满意。然而穿越这个经验回到当下，并自问：我究竟害怕的是什么？别人真正不满意的到底是什么？我们会发现，我们大多数时候对错误的包容度其实并不低，我们能够允许别人犯错，允许别人有窘迫的时刻，但我们无法忍受别人拒绝承担责任，还不承认自己的不足，拒绝学习。因此，穿越那些经验的阻隔之后，真正能够解决问题的方式反而是"承认不足，坚持行动，不断试错，不断告诉他人自己有承担责任的决心，希望对方能够提供帮助"。虽然这样一来偶尔还是会遭受一些因为错误带来的指责和攻击，但逐渐地，我们就不再会认为这些指责是我们无法承受的可怕灾难，我们的行动也就能够更加有效并且持续地保持下去，这样我们也就真正地超越了自我。

人生就是不断创造美好记忆的过程，如果一直沉浸在经验中，失去了与当下的连接，那我们就只能在经验的胁迫下不断自我攻击，在环境和自我的双重打击下，"自我"也将越来越蜷缩、脆弱。在这种状态下，我们将寸步难行，只能依靠抑郁来压制对美好生活的渴望，让生活变得灰暗无光。

孤僻者的哀叹：归属感的缺失

很多抑郁症患者还有一个极为重要的特点，就是离群索居，个性极为孤僻，难以与他人建立亲密关系，而且还对别人缺乏必要的信任。从心理学的角度分析，这是一种缺乏归属感的典型表现。这里所谓的归属感指的是个人感觉被别人或被团体认可与接纳时的一种感觉。著名心理学家马斯洛提出的"需要层次理论"认为，"归属与爱的需要"是人的重要心理需要。一个人如果缺乏归属感，主要是指其感受不到自己与其他人之间的关联。用通俗的话来说，就是缺乏亲密的人际关系，总是使自己保持离群索居的状态，不让自己属于任何人或者团体，也不让他人属于他自己。

乔治是一个长相帅气的男士，是纽约一家金融机构的职员。表面上看起来光鲜体面的他，内心却充满了痛苦，主要是他发现自己根本无法与他人建立良好的亲密关系。他已经 28 岁了，既没有知己朋友，又没有恋人，而且从未与一位女士展开过恋情。为此，他也经常参加各种社交活动，而每次他都是与人保持表面的热闹，而无法与他人建立更深的、情感上的连接。这让他感到孤独异常。而就在最近，他感到自己的精神快崩溃了，便走进了心理咨询室。通过测试发现，乔治患有轻度的抑郁症。

据乔治回忆他的童年生活，他一直是与父母居住在一起的，而且父母一直既爱他又从未过分地干涉过他的自由。

后来，在心理医生进一步的了解下，乔治说出了自己脑中经常出现的一个画面：自己从一个家到另一个家，不停地来回穿梭，而每当这个画面一出现，他便会忍不住地忧伤。

通过极为详细的了解，乔治内心的答案便显露出来了。原来，他的父母每天都为了事业奔波，他们都是纽约的成功人士，有属于自己的家族企业，而且父母的很多亲朋好友都在企业里上班。乔治出生后，父母双方谁都无法天天照顾他，家里又不愿意请保姆照料他，于是父母便想出了这样一个办法：父母的一些亲朋好友，谁有时间，就顺便帮着照料一下他。照料他的那个人如果没时间，就会把他转给另一个人。就这样，乔治经常被从一个家送到另一个家。虽然父母的这些朋友对他都很好，但一个幼小的孩子是无法承受这种不断的分分合合的，因为每一次分分合合带给他的都是莫大的伤痛。正是因为这些分分合合，他小时候其实不敢与别人建立亲密关系，因为每一次都是刚建立没多久就断裂了，这对一个不到五岁的孩子来说是难以忍受的伤痛。

缺乏归属感的孩子，并非缺爱，并非因为他们的父母不爱他们，而是现实的一些局限，或一些错误的观念所致。当孩子还小时，他们所经历的不断的分分合合，最终会令其内在的关系模式处于极不稳定的状态，长大后也因此会成为一个无法与别人建立稳定关系的人。这是因为，对于处于婴幼儿时期的孩子来说，妈妈或抚养者的怀抱是其最坚实的归属地，早期与妈妈建立起来的持续稳定的亲密关系，能让他们产生归属感。这种归属感，对于孩子来说就像大树一样扎根于心里，根基越稳固，他们就越有能力和底气去拥抱更为广阔的天地，走向独立。否则，如果婴幼儿在早期没能与妈妈或抚养者建立长期且稳定的亲密关系，就像乔治一样，被不同的人抚养，所建立起来的亲密关系不断断裂，会让孩子产生极深的恐惧心理。小时候的他们无法宣泄这种恐惧，只有将之压制在了心中。成年后，与他人交往时，这种恐惧便会被激发，致使他们无法与他人建立深层次的亲密连接。对于归属感缺失者来说，不与他人产生亲密感，是早年产生的一种自我保护机制，即避免让自己陷入分离的痛苦。

瑞典著名心理学家爱丽丝·米勒认为，一个人内在缺乏归属感，与其早年的一些经历有密切的关系。比如一些年轻父母生下孩子后，由于工作太忙会把孩子送给老人带，时间宽裕了，再把孩子接回家团聚，忙了就再送走。这样会对孩子造成难以逆转的伤害，总是经历分分合合的孩子，长大后很难对他人产生信任感。比如，成长于一个拉帮结派家庭中的孩子，父母在孩子面前彼此说对方的坏话，想将孩子拉到自己这一边。这个时候，孩子的归属感就会出现问题。当母亲想把孩子接到自己这一边时，便会极力贬损孩子的父亲，以杜绝孩子归属于父亲那一边。而当父亲想将孩子拉到自己这一边时，他通常也不允许孩子归属到母亲那里去。更有甚者，当孩子的母亲对父亲不满意，进而扩大到对孩子父亲的整个家族不满意时，母亲也不会允许孩子对父亲的整个家族有归属感。当孩子到了青春期，想去结交朋友时，一些父母出于对孩子学业或安全方面的考虑，千方百计地进行阻拦，不让孩子走进他们的同龄人，同时也会警告孩子，不能归属于他们的同学或者伙伴。当孩子的归属感被父母打乱，他们在长大之后，就会无法融入集体，也无法从他人那里找到归属感，从而无法建立亲密的关系和安全感。比如，一些孩子自小经常被轮流抚养，刚与一个人建立了亲密关系却被迫分开，然后再被迫被另一个人抚养，这也会造成他们归属感的缺失。再比如，孩子在很小的时候就被迫几次搬家，几次更换学校，被迫与一拨拨的小伙伴分离，也是导致他们归属感缺失的主要原因。

一个缺乏归属感的人内心是难以真正地感受到幸福和快乐的。有一个故事，说的是在街头的拐角处，警察巡街时发现一名醉汉，于是过去询问，到了跟前发现这是本地赫赫有名的大富翁，便说要送其回家，谁知道富翁说他没有家，警察指着那一幢富丽堂皇的地方说那不是他的家吗？富翁头也不抬地答道那不是他的家，仅仅是他的房子。可见，丰裕的物质并不能带给人真正的快乐，而幸福和情感需求才是人生的终极目标，因为它能让人产生归属感。

那么，对于归属感缺失者来说，如何通过自我疗愈的方法，让自己拥有归属感呢？

首先，与内在那个"受伤的小孩"对话，试着去接纳和安抚。这是安抚好内在自我、达到自我疗愈的前提。

其次，安抚好你的内心，努力与他人建立亲密连接。作家罗兰·米勒在其著作《亲密关系》中指出，重建自我归属感，需要努力与他人建立和维持亲密的人际关系，尽管这对那些归属感缺失者来说是件难事，但也要克服自我竭尽全力去做到。我们每个人需要的亲密关系无需太多，几个便可。归属需要得到满足后，我们建立人际关系的内驱力就会降低。人际关系的质量比数量更重要，可以说"一个顶一万个"。

最后，懂得自我接纳。日本心理学家水岛广子在《我们都是一样的孤独：接纳自我，给心找个立足之处》一书中指出，"所谓的归属感，很大程度上取决于一个人能否真正与周围他人建立关联，同时真正接纳原原本本的自己，这关系到一个人的尊严。所谓自我接纳，就是要面对真实的自己和'素颜'的内心，'现阶段的我就是这个样子，虽然还有一些需要改进的地方，但这是我在经历了各种事情之后形成的状态，这个状态是最真实的'……所谓的归属感缺失，其实反映出一个人在自我接纳上存在问题。如果做不到自我接纳，一个人无论身处何地，都会感觉自己其实不属于这里，或者认为自己不如别人。如果一个人怀疑自己不受欢迎，其实也就失去了归属感。"

事实上，一个人的归属感与他的自我接纳程度成正比。或者说，"自我接纳"是"归属感"的前提，两者互为因果。"自我接纳"，是找到"归属感"的关键。

一个能够做到充分自我接纳、包容认可自身优缺点及性情禀赋的人，他的内心会始终保持平和自信，他充分理解、觉察和悦纳自己，面对外部环境动态变化的挑战及他人的臧否时，他的内心始终会保持如如不动，不受环境及他人左右而轻易否定自己、苛责自己，甚至抹杀自己，这样的人面对任何人生境遇都会拥有平和宁静的内心，找到心灵的归属感。

过度敏感者的“内伤”：一直暴露在外的神经末梢

过度敏感也是多数抑郁症患者的主要体验之一。一名在读高中生是位重度抑郁症患者，她曾这样描述自己的感受：

我觉得周围所有的人都在针对我，哪怕一个陌生人从自己身边走过去，我都能感受到他的眼神、他的背影，甚至连他甩手动作的角度也好像在暗示着他对我有意见。即便是周围一些无关紧要的事情，我都会觉得这些东西要伤害我，或者对自己有意见。在学校，与熟悉的同学或老师相处，总是充满了担忧和焦虑，别人不经意的一句话便会让我思考很久；看到朋友圈其他同学带有情绪的话，就认为对方是在故意特指自己，轻易地对号入座；甚至在学校看见两名同学窃窃私语，就会主观地认为对方一定是在说自己的坏话，不然，为什么不和自己一起说……有同学早上刚来学校时的脸色不好，我都会联想到是不是自己的过错……

敏感是诸多抑郁症患者极为常见的感受之一。他们长了一颗敏感脆弱的心，稍一碰就“破碎”。他们感觉敏锐，对外界有着超强的悲观反应，遇到一丁点儿不顺心的事，就在内心酝酿出情绪风暴，心中很容易滋生出恶、恨、嫉妒等一系列的负面情绪。同时，他们极容易因为别人的话而心生忧虑，别人不经意间的一句话便会让他们思索良久；别人一个无心的动作便会让他们思索对方是不是在说自己坏话，在针对自己，自己究竟是哪方面出了差错，很轻易便对号入座……要知道，一个人敏感的个性并非天生的，而是在后天一系列因素的影响下形成的，尤其是不和谐的家庭氛围是滋生敏感个性的温床。比如一些自小生活在父母争吵声中的孩子，总是被父母否定、训斥和嘲讽的孩子，自小缺乏爱、父母总是回避或忽视他们内心感受的孩子，长大后就很容易变得敏感和自卑。不和谐的原生家庭、父母不够稳定的情绪、突如其来的家庭变故等，都会导致孩子长期处于紧张的情绪中。他们总是患得患失，总是猜测父母今天的心情如何、自己做些什么才可以让父母开心、如何才能不被父母抛弃、如何才能不让他们分开等。他们一直不停地思考，为了体察家庭中的一切，他们的神经系统必须高度紧张，久而久之，便形成了脆弱与敏感的心理。

今年35岁的安妮是一家企业的职员，是个极为敏感的女孩，因此总是很难结交到好朋友。如今的她都工作好多年了，对别人讲的所有的事情还是过度敏感。在平时的生活中，她说自己根本无法按照字面意思去理解别人说的话，总觉得对方在有意无意地嘲笑、讽刺或针对自己。在工作中，同事的一句无心的话，便会让她难受好几天。尤其是领导跟她讲话时，她总是会想东想西，总是会忍不住去猜测领导话语背后的意思，不仅白天想，而且到了晚上躺在床上还是忍不住会去瞎琢磨……总之，任何事情都往坏处想，无尽的焦虑、煎熬和痛苦总是围绕着她，她真的觉得自己已经撑不住了。

在谈及自己眼下的经历时，安妮表现得很坦诚，但当心理咨询师问及她童年的经历时，她却表现出沉默的态度。后来在心理咨询师温和的试探和引导中，她才勇敢地说出了自己以前的经历。她说，自己对童年最深刻的记忆就是父亲对她的嘲笑。父亲是小学代课老师，总是希望自己的孩子智力超群，学习成绩能名列前茅。可小时候的安妮却是个反应有些迟钝的女孩，学习成绩总是不及格，这让她的父亲很难接受。于是，父亲便总是嘲笑她说："你的智商那么低，一定不是我的女儿！""看看你，怎么那么愚蠢，动物都比你聪明！"……那时安妮只有不到十岁，这种带有人身攻击的话让她很是受伤。对于那个时候的她来说，在挨打和嘲讽之间，她说自己一定会选择挨打，因为挨打后的伤痕是看得见的，至少还能招来其他人的同情；但是责骂则会让人内心难以承受，关键是寻求不到外界的任何安慰，甚至根本没有人将那些伤害放在心上——他们以为一个小孩子没有记忆，也不会将那样的话认真放在心上。可对于安妮来说，那种被侮辱和

否定后精神上的撕裂感真是让人难以忍受。

身为父亲的嘲弄对象，安妮竭尽所能去掩饰自己无能的感觉。在被父亲不断"否认"的环境中长大，安妮做什么事情或说什么话都是战战兢兢的、不自信的，为了避免被父亲嘲笑或讽刺，她的神经末梢一直都是暴露在外的。在这种持续性的紧张中，安妮总会觉得有人要伤害和羞辱自己。她的过度敏感、羞怯以及对别人的缺乏信任也是她努力保护自己不受到伤害的必然手段，但同时也是毫无效用的办法。

在现实生活中，多数家长在教育孩子过程中，会忍不住说一些贬损孩子的话，对其外表、智力、能力或作为人的价值进行语言上的攻击。比如他们会在心情不好的时候骂孩子长相太丑，根本不像自己亲生的，骂孩子愚蠢、没用等。人在发火的情况下，很容易忽视孩子的内在感受，不会考虑到他们的自尊心，也无视自己频繁的言语攻击对孩子尚处于成长中的自我意识所产生的负面影响。过后，他们会觉得他们的侮辱和谩骂没对孩子产生多大的影响，但是在孩子成年后，总能从孩子的口中了解到这些话对他们当时所产生的极为严重的影响，并造成孩子自卑、敏感与自我评价过低，这会对孩子步入社会以后的人际关系产生极为不好的影响。

那么，在现实中，个性敏感者如何通过有效的心理干预去疗愈自己呢？

一、用理性的"内在成人"来摆脱"内在小孩"的控制

一个人的"内在小孩"，是其性格组成的一部分。由于这种性格特质是通过童年经历和先天气质形成的，心理学家称之为"内在小孩"。而这个"内在小孩"的角色，在很多时候决定了我们的感受与行为方式。即便在长大之后，我们还会形成一个"内在成人"的角色，而且对于一些问题的发生，也会有极理性的思考，可是我们仍旧被"内在小孩"所操控，因此生活中，很多人会觉得："身为成年人的我这些道理都懂，但仍旧改变不了自己。"因原生家庭形成的个性敏感者，正是受困于"内在小孩"这

个角色所形成的一系列要求和准则，然后一直以此要求和准则去生活，但却从不自知。因此，在生活中，敏感者可以通过"内在成人"这个角色去调整这一切。比如，当有人在窃窃私语，你觉得他们是在说你时，这是你的"内在小孩"在控制你。当你意识到这些时，你要及时调动你的"内在成人"来纠正这一看法。你可以告诉自己，他们窃窃私语是他们的事，自己又没做什么伤害他们的事，那根本不关你的事，你也不必过于忧虑。再比如，当老板找你谈话，只是交代了一下你下一步需要改进的工作方向时，这时你可能会觉得老板是不是对你以前的工作表达不满，是不是要找借口辞掉你了呢？这是你的"内在小孩"在控制你，这时你可以立即调动你的"内在成人"来纠正这一看法。你可以告诉自己，你以前的工作虽然不出色，但也并没有犯什么错，老板为你指路，就是希望你能把工作做得更出色，接下来你只需要持续性地改进自己的工作，为公司创造效益，就一定会获得老板的青睐……你如果能坚持一直这么做，久而久之，你就能够扭转身上的敏感特性。

二、做真实的自己，全面地接纳自己

高敏感的人通常是低自尊者，他们对自己的能力不够自信，缺乏安全感，总是怀疑自己不够优秀，不能获得他人的接纳。这种怀疑和担忧的本质是无法接纳真实的自己。对于个性敏感者来说，你要清楚地知道，每个人都是不尽完美的，包括自己在内，你的敏感主要源于对自身条件的不满，因为这种不满才会让你不断地打压或否定自己。若要消除这些疑虑，就要接纳自己的不完美、不够优秀，接受与期望中的自己的落差。当然这并不意味着不求上进、不思进取，而是要在努力的过程中认识到自己在一点点地进步，从而获得自信，虽然自己还未达到期望的样子，但自己正在慢慢变好。

三、大胆把自己内心的感受说出来

个性敏感者，总是喜欢对别人的言行进行过分的解读，一旦解读出不好的信息，就会产生不好的心理感受。而解决这一问题的办法就在于，你要大胆地将你内在的心理感受说出来，让别人知道。比如别人开玩笑说："你怎么不说话呢？难道是表达能力欠佳吗？"这个时候，你不要去猜测别人是在鄙视你还是在关心你，而是大胆地表达自己的感受："我觉得没有必要表达就不说话了，你尽管表达你的观点就行了呀！"

大胆说出自己的心理感受，让别人知道你的想法，你也会更进一步知道别人的想法，这样信息就会表现得更具体，你也就没机会把信息放在心里让自己去分析了。

四、懂得移情，停止纠结

当你因为敏感而产生一些灰暗或消极的想法时，就要懂得移情，即让自己的注意力转移到其他事物上。切勿让自己长时间地陷入一种想法当中，因为当我们专注于一个想法时间越长，大脑就会不断地搜集相关的一些"证据"去佐证这个想法，加深我们对这一想法的感觉。因此，在生活中，当你发现自己深陷于某种想法时，那就让自己暂停，学着去转移注意力，找些其他的事情做或去思考一些有助于个人成长的想法。

总之，对于敏感者来说，一定要懂得正确地爱自己。无论别人如何不理解你，无论别人如何看你，这些都不重要，重要的是你一定要学着去爱自己，去接纳自己，去做真实的自己，并且尽力去找到自己所热爱的事情，并投入其中，建立属于自己的价值，找到自己的存在意义。当你成为更好的自己时，所有的关于他人的看法或对你的态度等类似问题，都会变得无关紧要。

"安全感"缺乏者：内心大都藏着极深的恐惧

"我总是感到不安和焦虑"，是很多抑郁者常见的体验，这是缺乏安全感的体现。所谓的安全感是指，可能对出现的对身体或心理的危险或风险的预感，以及个体在应对处事时的有力或无力感，主要表现为确定感和可控感。生活中，内心缺乏安全感的表现有许多，比如在感情中怕受到伤害，因此一直不敢与人亲近；怕被人嘲笑、被人拒绝，因此不敢与人有过多接触；找工作，过于追求那种长期稳定且有保障类的岗位；做决定之前总是患得患失，过度担忧；缺乏自信，过于在意别人对自己的看法；在关键的时候总是希望能依靠别人，希望别人能够帮助自己，同时，内心深处对自己和对别人都不够信任，对生活周围的人与事总是抱着怀疑的态度，有时会觉得自己的健康出了问题，对死亡有着异常的害怕……总之，那种失控后内在的撕裂感，真的让人异常痛苦。

实际上，不安全感的实质是"恐惧"，我们所说的缺乏安全感，其实就是指我们的内心掩藏着极深的恐惧。由于这些恐惧，我们的内心受到了严重的限制，我们活在这些恐惧的奴役之下，对外构建了我们受限的外部生活。这些恐惧究竟从何而来，多数情况下，可以从我们的原生家庭中寻找到答案。

张敏在大学时期是公认的校花，身材高挑，肤白貌美，而且成绩优异，家境也不错。当时学校有很多男生都将她奉为"女神"，还有不少直接对她展开过猛烈的追求。四年时间，她的两个恋爱对象都极为优秀。毕业后，围绕在她周围的也都是不错的男士，有年纪轻轻便创业的，还有外企的高管等，他们爱好广泛、眼界高远，有格局也极有趣，但张敏嫁的却是个普通人，尤其是与当初追她的那些人相比，无论是长相、身高、学历、工作还是家庭状况，都极其普通，甚至个性有些木讷无趣。

　　直到大家在一次聚会上与张敏聊天的时候，才明白了其中一些缘由。张敏说，她的父亲就是一个非常优秀的男人，既有经济实力，又风趣幽默，而且还长得帅，懂浪漫，是能让众多女人一见倾心的那种人。他自小对张敏很好，不过对妻子有点不负责任。这些年来，在外面找的女人两只手都数不过来，而张敏虽深知这些事实，却没有告诉自己的母亲。她为了保持家庭的完整性始终忍受着。自小到大，张敏曾无数次地看到母亲偷偷流眼泪、哭泣的情景。这就使得张敏自小就对那些太过出众的男人有一种抵触心理，总觉得会在他们的身上看到父亲的影子，反而是她先生这样的男人，更加让她觉得安心。在张敏看来，他虽然平凡普通，不张扬，不浮夸，不会花言巧语，只知道以最朴实的方式爱她，表现却很温暖，很真诚。但是两人结婚不到半年，张敏的感情便出现了"危机"。她向朋友倾吐道："之前从不喝酒的老公最近爱上了喝红酒，隔三岔五就会和几个好友晚饭后喝点红酒，但是也喝得不多。有好几次，张敏打电话过去，老公可能因为没听到手机铃声没接电话。待老公回到家后，她便一改温和懂事的样子，像"泼妇"一般大发脾气，对老公三令五申说，以后无论在怎样的情况下都要立即接她电话，不然就不许出去喝酒吃饭了。

　　对于张敏的反应，老公不理解，觉得她反应太过激烈，完全是在小题大做。事实上，张敏对老公的人品还是极为相信的，她也不是觉得他在外面会花心，她苦恼的是他在外面像是瞒着自己做什么而故意不接电话。她对朋友倾诉道："你知道吗，每次只要电话响三声找不到他，我就会陷入一种恐慌中……我十分担心他会出什么事，酒喝多了会不会出什么意外啊！比如遇到车祸，或者被人打劫什么的。"那段时间，她还曾联想到老公出了意外，再也没回来。她自嘲道："你说我是不是很可笑，可我总是陷入这种感觉中无法自控。"……长时间被这种内在的恐惧操控着，张敏曾几次患上了焦虑型抑郁，最终在与丈夫的不断争吵和撕扯中，断送了他们的婚姻。

　　从张敏挑选对象到她在婚后的一系列表现来看，她是一个极度缺乏安全感的人。尽管她各方面都很优秀，完全可以选择一个更优秀的男人，可她却找了一个各方面条件都一般的男人。对于她而言，她走入婚姻，完全是为了获得安全感，而不是作为一个独立的个体与另一个体一起去开创幸福生活。在步入婚姻后，她又会因为丈夫偶尔的不接电话而烦躁、抓狂，陷入焦虑中无法自拔。当然，出现这种状况与其童年时期父亲的一些行为有关，当然也与其在童年期间，尤其是 3 岁之前对爱的渴望没被满足有关。

心理学家武志红曾说过，在家庭中，我们喜欢说，一切都是为了孩子，但实际上，我们是最容易忽略孩子的。中国父母可能这样想，孩子 3 岁前怎么管教都可以，反正孩子小，也不会记得。但事实上，孩子越小，越需要呵护和关爱，特别是前 6 个月，如果婴儿严重缺乏关爱，那会导致很严重的心理问题，其中一点就是安全感的缺失……而恋爱，是对童年时期经验的修正。童年时期的创伤和渴望，在恋爱中都会呈现出来。既然婴儿时期没有得到妈妈的细心照顾，就会导致在恋爱中，大家都会偏向寻找"母爱"。并且越是匮乏，寻找"母爱"的欲望也就越强烈，因此缺少母爱的女人们，即便在感觉上更容易被更具"男人味"的男人吸引，但真到了要抉择的时候，还是会选择更具"母爱"的男人，尽管那个男人极其无趣，但他们身上那种老实、本分、听话这些气质总能深深地吸引她们。由此推断，张敏对安全感的缺失，很可能是因为她在 3 岁之前没被好好地对待。因为按照正常的心理发育，如果张敏在原生家庭中获得了足够多的爱，那么到大学毕业后，会去寻找一个相对独立，并具有开拓性、大格局、大视野的颇具男子气概的男人。但这样的男人本身充满了各种不确定性，最终都遭到她的拒绝，因为她只是生理年龄成熟了，而心理年龄还是一个"孩子"，内心渴望获得安全、稳定和可以确定的关系，这可以安抚到她那惶恐不安的心灵。

另外，弗洛伊德说过，当个体所接到的刺激超过了本身控制和释放能量的界限时，个体就会产生一种创伤感、危险感，伴随这种创伤感、危险感出现的体验就是焦虑。张敏在给老公打电话时，对方未接，这件事触及了她童年时期的某处创伤，进而让她陷入极大的恐慌中。那么，在现实生活中，像张敏这种内心安全感匮乏的人该去如何安抚和治愈自己呢？

一、要安抚和治愈自己，先要与原生家庭和解

安全感的匮乏源于在婴幼儿时期，没能得到母亲的及时回应，属于童年创伤。但也切勿迁怒于母亲，那可能不是母亲故意而为之，当时母亲可能没有这个能力、意识或时间去全身心地照顾你。同时，当安全感缺失时也不要迁怒于你的伴侣，你们的伴侣并不是你的母亲，而且你已经长大了，再不是那个随时需要有人关注和照顾的婴儿了，不能把母亲的失误移情到伴侣身上。

生活中，我们对"关系"的渴望和依赖，皆源于安全感的匮乏。从实质上讲，依赖是我们敢于把自己的一部分，可能是我们的柔软脆弱，自己不能接纳的部分，甚至是生命，交给另外一个人保护，替我们管理，因此，我们所依赖的对象又可以叫作安全基地。反过来说，我们将自己内心深处的东西交给某个人，而这个人却突然消失，一旦有一次这样的交付失败，便会引发我们内心深处的恐惧感。这个时候，我们要告诉自己：我不能把自己交出去了，这样太随机了。我要把它收回到自己手中，因为自己才是最可靠的人。如此这样经常来安抚自己，慢慢地将之转化为我们内在认知的一部分，慢慢地让内在不安的心灵得以安抚。

二、培养独立的精神世界

安全感匮乏的人，通常会在某物或某人身上找精神依恋或依附。这种感觉实质上是心智不成熟的表现，认为自己还是个宝宝，不能独立，必须依托于人，让别人来满足、供养和保护自己。因此，缺乏安全感实际上就是个人精神世界的不够独立。了解了这些，我们就应该学着去培养自己独立的精神世界。比如，我们可以通过坚持阅读来丰富自己，通过旅行去找寻独属于自己的世界，拓宽自己的眼界和心胸，慢慢地让自己独立起来，让心灵成长和独立起来。

另外，生活中，有些人会对工作或钱财产生依赖感，那是因为对自身

价值的不确定或觉得自己创造不出来这些东西，所以就特别希望另外一个客体能够满足自己。这也是缺乏安全感的体现，这个时候，我们就要通过有效努力，提升自我价值感，增强自信心，以摆脱对他人的索取。

总之，要寻找到"安全感"，实际上就是要我们最大限度地减少内心的恐惧心理。我们要找出恐惧的根源是什么，然后再用正能量一点点地消除或驱散它。当我们内心正能量满满的时候，做起事来就比较自如，比较大胆，不会担心这个，害怕那个。即便是做错了，也能够放自己一马，然后原谅自己，而原谅的背后是"我不害怕自己是不好的"。综上，什么是安全感呢？安全感就是找出合理理由，去接纳自己不好的一面。

心理咨询：把抑郁当成感冒一样去治疗

在我们对抑郁的病症有了一个正确的认识后，身处抑郁之中的我们，首要的一点就是找专业的心理指导机构进行指导和治疗。可现实中，很多人都觉得去看心理医生是一件丢人的事，甚至还有一种错觉，只要自己进了心理指导机构，就会被人当成精神病患者。对此，我们要摆正心态。实际上，去看心理医生与感冒发烧需要到医院看病一样普通、正常，一点也不丢人。

在西方国家，心理健康咨询已经成了一个很普遍的行业，而且拥有个人的心理咨询师已经成为一个人名誉和地位的象征，如很多著名运动员和政客都配有自己专门的心理咨询师。在我国，自从2001年颁布了《心理咨询师国家职业标准》，心理咨询走上正规的职业道路以来，心理健康咨询行业也正慢慢受到人们的重视。2008年四川汶川大地震后，我国就组建了一支2000人的心理咨询服务队，为灾民提供心理辅导，帮助他们化解灾难留在心里的阴影。

然而，由于传统观念根深蒂固，很多人觉得心理咨询仍然是一件很丢人的事。有些人觉得这是个人隐私，透露出来很尴尬，有些人则是害怕别人笑话自己有心理问题，担心别人用异样的眼光来看待自己。其实心理咨询是绝对保密的，这是作为一名心理咨询师的第一原则，因此，大家根本不用担心。

晓兰是一家电台的主持人，身为公众人物，她一度因为工作压力大而患上过极为严重的抑郁症，其引发的一系列消极反应致使她无法正常工作。于是，她极为积极地去专业的心理诊疗机构进行了治疗。

后来，她身为被采访者在电台前与观众分享了她的"秘密"。采访她的主持人问道："身为公众人物，你的那个病，你会忌讳吗？"晓兰回答道："不会，因为我是知识分子，所以我有一定的医学常识。身体患了病，我们第一时间会去找医生，而心理上患了病，难道不应该去找心理医生吗？我在这儿应该告诉大家，我得的是抑郁症，而且是很严重的抑郁症，重度。"

晓兰还在节目中透露自己一直都在进行心理咨询，积极地配合医生的治疗。虽然很多人觉得这是件难以启齿的事，属于个人隐私，很忌讳拿出来分享。但是落落大方的晓兰说自己注意到一个问题，在社会上有心理咨询方面知识的人少之甚少，包括自己的家人和领导，都觉得她的抑郁症不是病，而是一种想不开，是她感觉过气而无法承受所导致的。为此，晓兰在节目中极力强调这就是一种病，是一种心病。她还呼吁观众，假如身边的朋友得了这种病，一定不要歧视，而是鼓励他去看心理医生，进行心理咨询是最正确的方法。

最后晓兰还戏称得抑郁症的人，基本上都是天才，比如海明威、川端康成都是因为得了抑郁症才自杀的。

人的生理和心理是相通的，互相影响，互相牵制。生理上出现了毛病我们懂得去看医生，经过治疗恢复健康；心理上的疾病更应该去治疗，因为往往很多人生理上的疾病是由心理疾病转化而来的。就比如我们恐惧的癌症，很多时候是由长时间的心理困扰和痛苦所导致的。生理和心理上的疾病同时又会给我们带来不良的情绪，这些不良情绪不仅会影响到我们的生活，还会经过传染引起一系列更严重的问题。

我们每一个人都希望有健康的身体和快乐的人生，每天都拥有快乐的心情。因此，倘若出现心理上的疾病，就要勇敢地承认，正确地去面对，并寻求方法治疗。当心理问题严重到我们自己不能排解时，进行心理咨询是一种最有效的、最好的治疗方法。

作为现代人，去做心理咨询绝不是一件丢人的事，应该是一种向专业人士求助的意识。这种意识让我们成为一个真正身心健康的人。

初步自我疗愈：
从行为上去改变自己

　　抑郁者的情绪经常会处于低落的状态，缺乏体验快乐的能力，即便是一些开心的事情，也难以引发其快乐的感觉。实际上，这个时候，与其让自己"宅"在家里，在负面情绪的旋涡中无法自拔，陷入恶性循环，不如让自己"动"起来，投入到某件事情上去，比如出去走走、去跑跑步、听听笑话、听听音乐等，将自己的注意力从悲观中转移出来，进而去改善自己的状态。如果能将一项"活动"坚持下去，并有意地尝试着改变自己原本糟糕的生活模式，那么，将会对治愈自我起到积极的作用。

尝试着从生活模式去改变

在抑郁状态下，患者往往缺乏行动的动力，对周围所有曾感兴趣的事情似乎都不再感兴趣，回避社交并且不能正常生活。抑郁改变了患者的生活模式，而这种病态的生活模式又强化了抑郁本身，因此要打破这一恶性循环，就需要改变这种病态的生活模式。

在抑郁中挣扎，患者的脑中一定会闪出这样的观念，会不停地暗示自己不行，理智告诉自己要改变，但最终会因为内在的恐惧而放弃。这个时候，就需要患者鼓足勇气，不予理会内心的这些暗示，而是选择逆流而上，直面内心所不敢面对的，比如开始主动与人联络甚至交流等。当然，这样做可能会很痛苦，但这是重建生活，是治疗抑郁的第一步。让自己的生活丰富起来的同时，可能也会将内在更多的心理问题暴露出来，但这是治愈抑郁的关键一步，而这也是解决内在问题的极佳时机。

对此，一些患者可能会说："患抑郁之前我不就是在投入生活吗？正是因为抑郁才让我无法投入，继而选择了逃避，而现在再次投入生活，不是自讨苦吃吗？"要知道，以前你所投入生活中的也许一直陷入某种错误与误区之中，正是因为这种误区的存在才让你无法找到出去的路，而这次"旅程"则有极大的不同。你要以全新的姿态，摒弃以前的各种旧的理念投入其中。

还有一些患者刚开始可能会说："这太难了！我做不到，我没有信心。"这些人把信心看得过重，好像什么事情必须有了信心才可以去做。殊不知，信心是靠具体的尝试得来的，就好比我们小时候学走路、学说话一样。我们并不是先有了信心才开口去说话、学着去走路，而是经历了不断磨砺才提升了我们的信心和勇气，敢于接纳失败才能慢慢地培养起自信来。因此，从现在开始吧，与其让自己封闭起来，在痛苦中挣扎和煎熬，不如让自己行动起来去做一些自己抗拒的事情。

现实生活中，你是否有以下类似于这样的感受：

是否总是回避与人交流或联系？

是否感觉到做什么都毫无意义？

是否对生活或现实感到绝望？

是否总爱将自己封闭起来？

是否因为别人不经意的一句话而思虑万分，过度敏感？

实际上，任何坏的感受都是由不良的生活方式、环境或不良的思维模式带来的。要真正地摆脱这些感受，就要首先去改善自己的生存环境、生活模式，或改变自己不良的思维模式。当然，对于抑郁者而言，敢于尝试就是一种成功，能前进一小步就是一种巨大的进步。因此，不要因为自己进步小就否定自己，要因为自己的努力而鼓励自己。或许，过去的"失败"正是源于自己不善于肯定自己小的进步，过于轻视自己的努力和成绩了。

凌薇和男友相处有两年了，当初她为了男友放弃了在老家考公务员的机会，因为她担心异地恋会导致他们分手。

两年来，虽然凌薇觉得自己已经对男友林枫付出了百分之百，但她觉得男友对自己越来越冷漠了。每天下午只要一下班，她便会第一时间到林枫单位的门口等他，两人一同回到家中，凌薇还会主动下厨做他最喜欢吃的饭菜，星期天则会承担所有的家务。但这些付出丝毫不能打动对方，她觉得他离自己越来越远了。于是，凌薇经常会冲男友发脾气，表现出异常的焦虑感。

对此，林枫也很委屈，经常对朋友这样抱怨："我们不在一起的时候，想起她为我做的一切，确实很是感动。但是只要我们在一起，我就觉得特别烦她，烦她总是唠叨个没完，在她面前我丝毫没有自己的空间。周末我很想和同事一起出去打打球、爬爬山，但是她非拉着我去逛商场；晚上下班回家，我只想去和几个好哥们儿喝点酒，可是她非要跟着我，一会儿不让我做这，一会儿又不让我动那，真是让人太压抑了！"

凌薇的闺蜜劝她要懂得给对方一点空间，这样才能让他对自己死心塌地，但是凌薇总觉得自己并没有做错什么，她觉得自己那样做，无非想给对方多一点的爱。

就这样，几个月后，林枫终于向她提出了分手，理由是：你给的爱确实太沉重了，令人无法呼吸，我实在是承受不起。面对如此沉重的打击，凌薇哭得很伤心，苦苦央求林枫不要离开她，可她的这些行为并没有挽回林枫的爱。

之后的一段时间，凌薇的情绪处于极不稳定的状态。她经常会感到莫名的紧张和焦虑不安，特别容易激动，对一些很小的事情都会大发脾气和耿耿于怀。她还有极为严重的睡眠障碍，整晚整晚地睡不着觉，严重的时候还有呼吸困难的症状……在痛苦不堪中，她走进了心理咨询室，并被确诊为焦虑型抑郁症。

据心理医生的了解，凌薇有一个缺乏爱的童年。原来，在凌薇不到三岁的时候，她的父母便离异了，之后她便被送到了奶奶家。后来父母各自有了自己的家庭，他们再也没有来看过凌薇。在凌薇的记忆中，她经常是一个人玩，一个人吃饭，奶奶整天忙着干活，付出了很多努力才送凌薇上了大学……在这种孤独的环境中长大，凌薇自然就会在亲密关系中出问题。她整天黏着男友，实际上是为了追求一种稳定的安全感。她时常用愤怒和焦虑来掩饰被人抛弃的恐惧感，也常以此情绪来表达内心对于安全感和被关注的诉求。按照正常的心理发展，如果凌薇在原生家庭中获得了父母足够多的爱，那么她在与男友相处的过程中，会去寻找"自我"精神的独立，会在恋爱中充分享受愉悦和幸福的同时，专注于自我人格的完善和心灵的成长，而不会通过黏住男友获得安全感。这个时候，如果凌薇能洞悉自己属于典型的焦虑型依恋人格，能清醒地知晓造成这种个性的根本原因，并能与男友及时沟通和交流，这段感情也许会是另一种结果，凌薇应该让男友了解自己的成长经历是如何影响到自己的（包括具体有哪些重要事情塑造了自己当下关系里的习惯和行为），以及自己在做哪些事的时候，是愤怒、焦虑或疏离情绪在作祟，同时让对方知道当自己做这些事的时候，真的是出于内心被抛弃的恐惧，而不是对对方的嫌弃、不信任或者攻击。同时，凌薇也可以与男友分享，当前他回应自己的方式会让自己有哪些感受和想法，尤其是情绪上的反应是怎样的。两个人去共同面对，以上的悲剧也许就不会出现了。

在清楚地了解到以上的问题后，处于抑郁中的凌薇下决心开始学着自我治愈。她对自我的行为进行了以下的反思：自己的心理问题产生的主要原因、在日常生活中有哪些习惯性的不好的反应等。接下来，她开始有意识地改变自我，当然这个过程是极为痛苦的，但她在心理医生的鼓励和关心下坚持了下来。她学着将一张纸一分为二，在左侧列举出一些容易触发自己焦虑的场景，并记下这些场景里自己的情绪、想法和行为，又在右侧的纸上列举出理想状况下最好的自己。然后，她会问自己：左边的自己与右边的自己，是否真的可以联系起来呢？比如左边写的是男友不回复信息，便怀疑他和其他的女孩在一起，于是打电话过去抱怨和争吵。这样的行为，可以让自己的伴侣了解到自己的担忧，促使他自愿给予自己安抚和积极的回应吗？愤怒和焦虑，往往可以在当下为自己争得更多的注意力，但是从长远来说，这种强迫性的索取，并不利于双方形成亲近和敏感的回应模式，而会让一切亲密行为看上去都像完成任务一般。同样的场景，在自己打电话过去对方不接时，自己会显得异常焦虑和愤恨，这个时候，可以暂时让自己停下来，试着去给他发短信告诉对方自己的焦虑感又产生了，希望对方知道，而对方如果真的爱自己的话，则会改变之前对自己的敷衍态度，并且会鼓励伴侣勇敢地直面焦虑，给予伴侣情感上的理解和支持……就这样，凌薇在脑中不断地构建和模拟与男友全新的相处模式，慢慢地，她的焦虑也得到了缓解。

实际上，抑郁者极容易待在狭小的自我空间里，在病态的思维或生活模式中不断地自我折磨，进而让自己陷入恶性循环中。这个时候，最需要做的就是打破旧有的思维与生活模式，勇敢地迈出改变的第一步，哪怕是极小的改变。慢慢地，就会起到不错的效果。很多抑郁者总是会盯着或过分地关注自己哪里做得不好、哪里很失败，进而会陷入无尽的自责中。多数时候，正是轻信了抑郁时期的自我评价，患者才丧失了前进的动力和改变的勇气。因此，首先要做的就是让自己慢慢地相信：我可以一点点地将事情做好，然后慢慢地付诸行动去改变，这是极为重要的一步。

学着拥抱和接纳内在的恐惧、忧伤或痛苦

对于抑郁者来说，要完成自我疗愈，最重要的就是要从旧有的生活模式中走出来，学着打破自己旧有的思维模式。但是，对于很多抑郁患者而言，最难的就是去付诸行动去改变。付诸行动去打破旧有的生活模式和思维习惯，就意味着痛苦、恐惧，而逃避则可以让自己获得暂时的安全感。但如果总是采取逃避、不敢正视问题的方式在自我狭小的空间中自闭，只会使状态越来越糟糕。对此，心理学家指出，一个人若沉溺于负面情绪中，并对这些负面情绪表现出抗拒、否定、压抑、排斥的态度，那么，人对这种负面情绪的感受会不断加强。请记住：凡是你所抗拒的，都是会持续的。因为当你抗拒某一种情绪的时候，你的精力就会聚集在那种情绪或事情上面，这样就赋予了它更多的能量，它就变得更为强大了。在生活中，我们可能都有这样的感受：当痛苦的时候，我们总会想着要从这个泥潭中挣扎着逃出来，如工作不顺心、情绪沮丧、晚上失眠，心里总想着"让它过去，让它过去"，如此下去，人变得更加焦虑，第二天心情也会变得更加沮丧。这就表明你在抗拒这些负面情绪的时候，你的注意力专注于它们的时候，就赋予了它们更为强大的能量，从而让你的状况越来越糟糕。因此，抑郁者一定要认识到：在痛苦中挣扎、抗拒，不如学着去拥抱和接纳。因为前者能赋予负面情绪更大的能量，而后者则会削弱它的能

量，从而让自己获得解脱。

路丝的丈夫是在一场车祸中丧生的。她与丈夫刚结婚不久，两人感情很是甜蜜。当她得知这个消息时，悲痛欲绝的她完全没办法让自己平静下来。近半年来，她完全陷入了消沉的状态，无论做什么都提不起精神，眼神呆滞，对生活完全丧失了信心。尤其是每当想起丈夫，她的心都是刺痛的。

理智也告诉自己，不能这么消沉下去，她必须振作起来。于是，她开始试着去做家务，去给自己做早餐。这个过程对她来说是极为痛苦的，但她坚持了下来。只要她一静下来，甚至走路停下来一会儿，那种哀伤便会袭上心来，令她无法忍受。后来，路丝不再逃避，当所有不良的感觉袭来时，她让它们涌上心头，看着痛苦、绝望、悲伤一点点地走近自己，然后任由它们渐渐地消退，虽然这个过程是煎熬的，却能让她慢慢地平静下来。

经过一段时间之后，路丝终于战胜了曾经铺天盖地袭来的抑郁和痛苦。她已经不再抗拒那种情绪，她明白最痛苦的那一刻已经过去了，她想过属于自己的生活。

"我可以再次体会人生的快乐，那些痛苦已不是现在的事了。它只是我人生的一部分，而我人生其他的道路，还可以继续走下去。"这是走出伤痛后，她所说的第一句话，她的坚强让所有人都肃然起敬。

当痛苦、绝望、悲伤等负面感受袭来时，你越是过于关注它，越是逃避和抗拒，它对你造成的伤痛越强，而当你勇敢地去面对时，就像路丝一样，看着悲伤一点点地走近自己，然后渐渐地消退，最终让它成为永久的过去。

作家张德芬曾说："什么样的人最有魅力？我愈来愈觉得，答案就是，内心有力量的人。什么叫作'有内在力量'？就是遇到困难，碰上痛苦时，能够坦然地与自己的负面情绪相处。困难大家都有，痛苦每个人也不缺，只要是人，这些都是不可避免的，但内在力量强大的人可以不受苦。"的确，对于抑郁者而言，最困难的就是无处安放内在充斥着的负面情绪。多数人会选择一味地以强忍的方法压制它，或者去逃避它，不敢正视它，甚至去痛恨它，觉得正是它害了自己。这主要是因为他们对这些负面情绪没有一个正确的认识。我们需要知道的是，负面情绪是人的一种正常的情绪波动反应，它跟生病一样，很多时候是不受主体控制的。我们越是过于关注它、压制它、逃避它甚至痛恨它，就等于在跟自己的天性对抗，在这种对抗中，必然要消耗更多的内在能量，致使我们感到疲惫不堪。实际上，正确的做法就是去拥抱和接纳它，认识到它与愉悦的情绪一样，都是人正常的一种心理反应，然后与它做朋友，友好地感受它的存在，慢慢地它的力量就会变弱，我们也就能从其中得以解脱。

多数抑郁症患者，都曾在长期的生活中过分地压制负面情绪。因此，在现实生活中，当心情不好或者郁闷时，我们要懂得及时地排解，学会与之和谐相处。比如，当心情不好时，也不要试图去隐藏自己的真实情绪，用层层的盔甲将自己包裹起来。这样，只会让人不敢接近你，不敢给你安慰、支持与同情，最终只会将自己困在由孤独痛苦等各种负面情绪组成的牢笼里。试着去卸下层层自我保护的盔甲，试着展现自己的真实情绪，做一个真性情的人，试着去接受与拥抱他人的关爱，试着把负面情绪当作自己的朋友，微笑着勇敢地面对它，如此生活就会少很多黑暗，多很多光亮，阳光自会暖暖地洒下来。

尝试运动疗愈法：重建你的信心

一系列的心理学研究表明，身体的活动，尤其是慢跑具有抗抑郁的作用。在对抑郁的治疗中，经常跑步已经成为治疗方案的极为重要的组成部分，因为体力活动不仅对躯体，对精神也会产生积极的影响。对此，心理学教授和心理治疗师赖因哈德·陶施这样写道："经常性的运动可以使肌肉全面放松，使呼吸正常，有利于身体的血液循环，从而降低神经系统的紧张，也会刺激我们分泌多巴胺，让人产生快乐和兴奋。这样对抗抑郁和激发情绪都有好处，而且可以减少疼痛，没有副作用。"

最近，由于工作压力巨大，艾丽的抑郁症又一次复发了。她在两年前曾有过类似的感受。其实，刚开始艾丽并不知道自己抑郁，觉得可能是因为最近创业过程中承受的压力太大。她首先感受到自己并没有以前那么富有激情，坚持了快一年的跑步也放弃了。慢慢地，她每天只想躺着，感到十分痛苦。就是去上班，也总是心不在焉，什么也干不了。她只觉得自己的头脑处于混沌状态，以前几分钟就能完成的小功能设计，到现在竟然完全做不出来。在做决定或决策时，感到极为困难。直到现在，她发现自己越来越害怕工作，不想接触任何人，对工作充满了恐惧……于是，她休假近一个月，积极参与到自我治疗中。

首先，她先改变了自己天天睡觉的习惯，开始跑步。

第一周，在小区下面的小花园跑步道上，她发现自己根本迈不开步，还没跑几圈便气喘吁吁，真的特别想放弃。但最终她还是坚持了下来。跑完步后，她回到家继续睡觉，看视频，从早上看到晚上。就这样持续了一个星期。

第二周，她给自己增加了一点难度，每次绕花园跑8圈，早晚跑，跑完便继续睡觉。

第三周，她发现自己跑起来竟然有点轻松了，然后她开始试着去阅读。

第四周，艾丽发现自己如果不去跑步就会感到极不舒服，而且她继续坚持阅读，还读到了许多励志的故事，仿佛给自己的生命注入了新的活力。

……

如今，艾丽已经从抑郁中走出来有两个多月了，在这期间跑步给了她极大的帮助。当然，在这期间她也遇到好几次情绪不好的时候，而每次不快乐，她都会选择去跑步。跑完后，情绪状态就会好很多。

实际上，对抑郁症患者来说，运动算得上是一种行为疗法。在抑郁的第一或第二阶段，患者什么都做不了，以为丧失了所有的意志力与行动力。其实，只要坚持一下下，给自己一点勇气，给自己制定一个小目标。比如，今天要跑 2000 米。在坚持的过程中，患者会感到痛苦，甚至跑到 800 米时就已经跑不动了。但想想 2000 米的小目标，继续坚持下去。最终，等跑完全程，便能体会到那种畅快的心情。

很多时候，目标的设定和目标的完成之间，便形成了一种正向的强化。随着完成得越来越多，被强化的次数也就越来越多。慢慢地，信心也随之建立起来了。

另外，跑步也算得上是一种运动型的冥想式放松。很多抑郁者或多或少都会有强迫性的无法停止的负面思维。可当人跑起来的时候，就会专注于这个过程，可以让人暂时摆脱负面情绪的侵扰，恢复暂时的平静。在跑步的过程中，可以真正地去感受自己的呼吸，自己的身体以及自身的存在。

的确，跑步确定可以让人产生畅快、快乐和满足的感觉，这也是有科学依据的。人在快乐的时候，大脑会分泌内啡肽，而跑步会加速这种物质的分泌。首先我们应该来解释一下内啡肽这个名词。内啡肽是身体内自己产生的一类内源性的具有类似吗啡作用的肽类物质。当人们进行一定量的运动时，体内的内啡肽会持续分泌。但是这和跑步的强度也是有一定关系的，长时间、连续性的、中等强度和高等强度的运动以及深呼吸是分泌脑内啡的条件。这种"快乐激素"能够排解人们的压力和坏情绪，让人变得愉悦和满足。对于这种情绪的感受，也会让很多人对跑步越来越上瘾。

另外，内啡肽的分泌依靠着一定的运动量。对于经常跑步的人来说，将这项运动坚持下去已经成为他们生活的一部分。他们经常会有一种跑步"上瘾"的感觉，觉得不跑一跑就浑身不舒服，总是想跑跑。没错，这种愉悦感是在不断的跑步训练中积累的，通过一定运动量的积累，内啡肽对情绪影响的效果会更明显，这在长期接受训练的跑者中能够体现出来。

同时，跑步与体内荷尔蒙的分泌也有一定的关系。我们都知道，荷尔蒙是影响个人情绪的重要因素之一。脑神经元中缺乏荷尔蒙，会导致负面情绪的产生。跑步时，随着不断的训练，人体荷尔蒙的分泌也会增加，从而抑制负面情绪。

对于抑郁者来说，跑步也是一项极容易坚持的运动。其实，任何运动都会有以上的功效，但从成本投入和实现难易程度来说，跑步是成本最小的运动。只要有心，其实基本上都可以完成；只要想坚持，基本上都可以做下去。在坚持跑步的过程中，会发现身体越来越好，自信心越来越强。特别是如果能做到每天上班前跑一跑，跑完洗个热水澡去上班，那一整天的工作效率会很高，那一天的情绪也会变得极为稳定。

另外，跑步可以锻炼人的忍耐力、意志力与专注度。跑步是一种潜移默化的运动。也许，它不会像吃抗抑郁药那样立马见效。但实际上，在坚持的过程中，在感受生活的过程中，跑步已经慢慢地改变了你。坚持半年的跑步，你会惊讶地发现，原来你还有一件事可以坚持这么久。在跑步的过程中，偶尔有不想起床的时候，但跑步已经形成了习惯，从心理学的角度来说，习惯是具有制约性作用的，这种内在的制约是会驱使你继续坚持下去。

总之，对于抑郁者而言，运动是一项较有效的行为疗法。尤其是跑步、跳操等有氧运动，它可以使身心得以放松，缓解精神压力，驱散负面情绪。可以说，它可以有效地预防抑郁，是非常有效的方法之一。因此，在生活中，我们每个人都可以适当地参加一些动作舒缓的、运动量小的运动来平衡和调节自身的情绪，如跳绳、跳操、游泳、散步、打乒乓球等。另外，为了达到放松身心的作用，可以选择自己喜爱的、能产生愉悦感的运动，这样效果会更佳。

尝试"森田疗法"来扫除你的担忧

要缓解抑郁、平衡情绪，森田疗法是应该尝试的一种方法。森田疗法是一种顺其自然、为所当为的心理治疗方法。该方法主要适用于由压力导致的抑郁症，可以有效地缓解焦虑、恐惧、强迫、多疑、睡眠障碍等一系列的心理疾病。

森田疗法的创始人森田正马教授认为，抑郁症患者通常有焦虑、恐惧、强迫、多疑、敏感、睡眠障碍等症状。他们会将一些正常的生理变化误认为是病态的，过分地关注自己与周围的事情，因此常使自己陷入焦虑之中。这些人如果能够顺其自然地接受与服从事物运行的客观法则，正视自身的消极体验，客观地接受各种症状的出现，将心思放在应该做的事情上，这样他们的心理动机冲突就可能会排除，痛苦也就自然能够减轻。

森田正马对自己的这种心理疗法有深刻的体会。

森田正马出生在日本的一个农民家庭。小时候，他是一个十分聪明的孩子，当地人都称他为"神童"。然而由于父母对之要求过严，他一度厌恶上学，以致在学校成绩平平。他天生敏感，在10岁的时候因看到寺庙中色彩斑斓的地狱绘图，就经常对死亡产生恐惧感，夜间常常会难以入眠，也常被噩梦惊醒。由于天生敏感，在25岁的时候，他被诊断为神经衰弱症。对此，他非常苦恼，因为当时刚好他要参加一场重要的考试，如果考不过的话，就必须补考。

当时亲友们都劝他参加考试为妥，但是父亲当时也有两个月没给他寄学费了。森田正马对父亲的这种缺乏人情味的行为极为愤慨，并由此放弃了去治病的想法。父亲的行为确实也激怒了他，他认为没有亲人在乎他，不就是个死吗，有什么好害怕的，但是在死前胡乱参加完考试也不碍事的。这样的想法，使他收获了意外之喜，他的神经衰弱症没有恶化，同时他也考出了非常好的成绩，在229人中，他排到了第25名。

对此，森田正马有这样的描述："曾有两件事情使我的精神修养发生了大的转机，一是在太多的关注下参与考试，二是高中的时候，某夜因为饮酒之后被友人砍伤之事。"自那次考试之后，森田正马的头痛消失了，神经衰弱也好转了。

森田正马在神经衰弱的情况下，没有过多地专注于自己的疾病，顺其自然地参加考试，因而考出了出人意料的好成绩。如果他总在抱怨父亲的无情、疾病的痛苦，那么，只能是自找苦吃。

人本身也存在一定的自然规律，如情绪，是人对事情本身反应的自然流露，自有一套从发生到消退的程序。如果接受它，遵循它，它很快就可以走完自己的程序，反之则不然。顺其自然就是不要去在意那些有"自然规律"的情绪或者念头。当痛苦、焦虑、疑虑等负面情绪来的时候，将自己的注意力放在客观的现实之中，该工作的就去工作，该学习的就去学习，该聊天就去聊天，即去做自己应该去做的事情。也许刚开始的时候，会感到痛苦，但是只要相信它迟早会自然地消失，并努力地做好自己该做的事情，那么，这种杂念、负面情绪就会在认真做事的过程中不知不觉地消失了。

森田疗法采取的治疗方式主要包括卧床疗法与日记疗法。

一、卧床疗法

卧床疗法是森田疗法中最具特点的疗法。主要采用住院的方式。在开始的一段治疗过程中，除了吃饭、洗脸以及上厕所外，不允许患者离开床，连读书、看电视、听收音机等都要被禁止，除了查病房的医生以外，不允许其与任何人说话，只准患者躺着想自己的苦恼与痛苦的经验。

可以通过此种方式激发人们与生俱来的力量，也可以称之为"生的欲望"来发现生命力的存在，体验那种即使有苦恼的事情也毫不在乎的感受，并去除外界的种种刺激，消除苦恼和痛苦。

二、日记疗法

森田疗法要求患者写日记，并要求患者将写着每天行动内容的日记拿给心理医生看，同时要将笔记本的三分之一区域空出来供心理医生用红笔做批注。比如，患者在日记中写道："今天我因为担心心脏不舒服，不工作了，需要休息！"，心理医生会批注："不可逃避，不要去理会不安的心情，要继续工作。"或者批注："恐惧突然来临了，回避的话，你将会越来越痛苦。"等，通过参考患者写的日记，心理医生可以掌握患者日常生活的具体情况，再将它导入到治疗中去，也可以让心理医生有效地指导患者的具体行为，帮助患者树立从以情绪为中心的心理状态转变为以行动为中心的处事态度。

在日常生活中，一些患者因怕麻烦或者过于忙碌，拒绝去写日记，想省掉日后给心理医生看的麻烦，甚至想敷衍了事，这是十分不恰当的做法，采用正确的方法才可以尽早脱离疾病的苦恼。

听笑话：用笑声来驱赶你的焦虑情绪

著名的化学家法拉第早年由于努力钻研科学，不常与外界的人接触，变得极为自闭。再加上巨大的科研压力，他一度患上了抑郁症，经常会感到头痛难忍。为此，他找了专业的心理医生，而且还到医院看过头痛病，但效果不佳，他的抑郁症丝毫没有减轻，头痛病也越来越严重。

有一次，他在头痛欲裂的时候，听到电视上的一个喜剧节目，一个人正在讲笑话。他听到后便笑得前仰后合，头也不痛了。随后，他就给自己拟定了一个治疗计划：看喜剧片—吃饭—睡觉。经过一段时间的心理调节，他的抑郁症减轻了许多，头痛病也不药而愈。

"笑"对于人的身心健康有着十分重要的作用。西方有句谚语："一个小丑进城，胜过十个医生。"主要是指，小丑给大家带来了欢笑，欢笑对人的身心健康的重要性已经胜过了十个医生对人的帮助。《圣经·箴言》

上说："笑可以像药一样对人们的身心产生有益的影响。"著名作家伯尔尼·希格尔也称笑为"人体的内部按摩师"，他说："人在笑的时候，其胸部、腹部与脸部所有的肌肉都能够得到轻微的锻炼，可以让人心情变得开朗，让负面情绪远离自己。"

心理学家指出：人处于愤怒、焦虑、紧张等不良情绪下，机体就会分泌出过多的肾上腺物质，使人的心跳加快、脏器功能失调。而如果此时能够改变心态，让自己笑起来，快乐起来，身体便会立即松弛下来，人体的各种器官都会趋向良性，压力所带给人们的焦虑、抑郁等负面情绪便可以得到缓解。因此，笑是一种非常有效的减压良方，也是驱赶内在抑郁的有效方法。在现实生活中，抑郁症患者完全可以尝试运用此种方法，对自我的抑郁症进行调理。

凯蒂在上海的一家外企工作，性格比较内向，还有些完美主义倾向。她有很强的事业心，为了尽快升职，她就强迫自己成为"工作狂"，基本没有什么业余时间。她所在的部门只有十几个员工，上班在同一处工作，下班都在职工公寓，没有什么私人空间，大家经常也会为了工作上的事情争吵，这让凯蒂烦不胜烦，感觉特别郁闷。在巨大的精神压力下，再加上琐碎事情的袭扰，凯蒂一度陷入抑郁的状态。

可是有一次，她利用午餐时间去单位旁边的银行办业务，当时等候的人很多，她就坐在等候区的长椅上休息。此时银行大厅前的大屏幕上正在播放一则喜剧广告，那夸张的造型与单纯且富有哲理的对话，让凯蒂禁不住笑出声来，暂时忘却了工作的烦恼。此后，每到中午休息的时候，凯蒂就会到网上找点搞笑短片看。时间一久，她发现短短几分钟的心理调节，开心地笑几次，对减轻她工作中的压力很有帮助。慢慢地，她觉得自己也变开朗了许多。

"笑"的确是一副减压剂，它可以振奋人的精神，缓解人紧张和焦虑的情绪，会像魔术一样让心底的郁闷与不快消失得无影无踪。在工作中，有太多的事情需要我们去认真对待：工作、健康、家庭关系等，我们如果能够时常开心地笑一笑，那么精神负担也就不会那么沉重了。

在生活中，让自己开心笑起来的方法有很多，下面推荐几种。

一、看漫画

对于上班族来说，在自己的办公桌前放几本幽默的漫画书，在精神压力大的时候或者空余时间随便翻阅一下，便可以消除烦恼。

二、看喜剧电影

富有哲理的情节、夸张的造型、搞笑的动作、幽默的语言，会让人狂笑不止。在工作之余，可以多看看喜剧电影，会让人立刻忘掉工作烦恼。

三、和同事们讲笑话

在工作之余，可以与同事们一起讲讲笑话，不仅可以缓和与同事之间的关系，也可以为自己和大家减压。为此，平时可以多看看笑话书，并用心记住一些，可以讲给同事们听，也可以让自己常开心。

其实，生活中处处充满了快乐的因素，只要愿意改变一下心态，就会有一双发现快乐的眼睛，这样便会发现自己正生活在快乐之中。除了看漫画、看喜剧电影、看笑话之外，还可以去跳舞、与朋友一起参加娱乐活动等，可以让自己笑起来，快乐起来。

运用"音乐"来滋润你的心灵

音乐也是一种能有效缓解抑郁的方法。一位哲人说，音乐，是化了妆的灵丹妙药，是一种可以唤醒灵魂的巨大力量。人在绝望时，一首好听的音乐可以让人振奋精神，对生活产生积极的态度；焦虑时，一首好听的音乐如温柔的手一般，可以抚平焦躁的心绪。对于抑郁症患者而言，能让其振奋起精神的事情不多，因为他们经常沉溺于自己的负面情绪中无法自拔，而听音乐则可以分散他们的注意力，让他们能暂时地忘记痛苦。尤其是好的音乐可以让他们在潜意识的宽阔空间中忘却烦躁，放弃意识对现实的偏执，从而解脱精神上的痛苦。可以说，音乐，是人类的朋友，是保养心灵的良药，是化解心灵障碍的最佳疗法。在心理学上，音乐疗法是自然疗法的一种，它可以提高大脑皮层的兴奋程度，改善人们的情绪，激发人的感情，振奋人的精神。同时，它有助于消除由于心理因素、社会现实因素造成的紧张、焦虑、忧郁、恐怖等不良的心理状态，提高应激能力。

有这样一则神话故事：

奥菲斯有一次随"阿果号"出海航行，在途中遇到了美丽的尤丽狄丝，并和她结为夫妻。但是他们的恩爱生活十分短促。婚礼过后不久，尤丽狄丝与朋友在草地上嬉戏时，不幸被一条毒蛇咬伤了，蛇的毒性极强，尤丽狄丝立刻就丧命了。当时，奥菲斯十分难过，他根本无法忍受失去妻子的痛苦，于是，他就决心冒险，到冥府去将心爱的妻子带回人间。

奥菲斯一路弹着他的七弦琴，踏上了可怕的地狱之旅。七弦琴的琴声使所有的鬼神都沉醉在他的音乐之中。当他来到冥河之时，送死人渡河的船夫对他说："你有影子，不是死人，我不可以放你过河。"

但是，在奥菲斯再次拿起七弦琴后，悲伤的琴声使船夫迷失在了他的音乐世界之中，自动送他渡过了河。就这样，奥菲斯用充满感情的七弦琴，顺利通过了通往地狱的关卡。

最后，奥菲斯见到了地狱的主宰者，并向他哀求说："冥府的主宰，请放了我的妻子尤丽狄丝好吗？我与她刚结婚没几天，她就被毒蛇咬死了。如果没有妻子，我根本活不下去，还是请让她回到我身边吧！"

奥菲斯的深情与优美的琴声使地狱众臣深受感动，地狱主宰者最终将他的妻子放出。

音乐可以向人们传达丰富的情感信息，它可以撼动人的心灵，使人向善良的方面发展。同时，在日常工作和生活之中，音乐有助于人们释放情绪，提高自我表达能力；可以帮助人们减压、排忧解困；可以改善人的情绪，提高情商；可以改善人际关系，提高处事的技巧；增强人的学习兴趣，提高身体的灵活性；提高人的专注能力，强化人的个性气质；加快自我成长，提升自我价值，确定人生方向；等等。

音乐可以在人的心灵中产生最为积极的因素，会使人内心的烦乱随着音乐归于平和，使我们的压力在不知不觉中得以缓解。据研究，某些音乐特有的旋律与节奏具有降低血压、减慢基础代谢与呼吸速度的作用，可以使人在压力之下显得较为温和。

从物理学来讲，音乐可以直接在人体内产生共振效果。声音是一种振动，而人体本身也是由许多振动系统构成的，如心脏的跳动、胃肠的蠕动、脑波的波动等。当音乐声与体内的器官产生共振时，人体内就会分泌出一种生理活性物质，用以调节人的血液流动与神经，让人充满朝气、富有活力，这都是音乐的神奇作用。

抑郁症患者的内在经常处于撕扯的状态，时常会感到疲惫不堪，这个时候，如果在音乐中打坐、冥想，并且同时进行康复锻炼，就会改变人的精神面貌，改善不良的情绪。音乐尽管有减压之效，但是，在选择音乐时也要根据自身的实际情况进行才行，否则，就不一定能起到缓解抑郁的作用了。

一、好音乐因人而异

在生活中每个人的音乐欣赏习惯不同，生活经历与体验也不同，因此对音乐的选用和联想的内容自然也不同。

比如，心情忧郁的人则可以选择听一些节奏欢快的音乐；性情急躁的人则可以选择听一些节奏慢、发人深思的音乐，如古典交响乐中的慢板部分等；对于悲观、消极的人，则宜多听洪亮、粗犷与令人振奋的音乐，这可以使人充满坚定的力量，使人充满信心，振奋人的精神；对于患有原发性高血压病的人，则适合听一些抒情的音乐；等等。当然，职场人士可以根据自身的实际情况，选择听一些能够减压的音乐。

二、轻音乐，带你走进自然之中

喧嚣的环境是产生压力和导致抑郁的重要因素，因此在平时的工作中应该多听些"静"音乐，它可以使人在混乱、嘈杂的环境中安静下来。

每天可以抽出一定的时间冥听 10 分钟的轻音乐，让自己的心灵享受安静，心平气和地投入工作之中。

三、让爱在音乐中变平静

爱本身就是音乐。音乐中有爱人的影子，在音乐中，人情绪会变得模糊。好听的音乐可以抹去时间，可以让一个人的思维停留在一张纸上，安安静静地平躺在上面，在音乐的流淌中思念爱人。

好的音乐能让人产生好的情绪，而好的情绪可以让人忘却内心的恐慌，会使失去的爱情亲情停留在心中，不是在心底郁结，更不是让人牵肠挂肚，而是在音乐的节奏中变得圣洁。

音乐是对心灵渴望的另一种补偿，曾经的爱人就藏在音乐中。当音乐响起，心灵就会虔诚起来，音乐中你们可以相依相随……

瑜伽：一种神奇的减压秘方

生活中，瑜伽运动也是一种神奇的舒解抑郁、减轻压力的方法。"瑜伽"一词起源于印度，是梵文的音译，代表连接、控制、稳定、和谐、平衡、统一的意思。瑜伽训练主要采用呼吸、打坐来调节身心，改善人的体质，增强人体免疫力，有效地缓解精神压力。

瑜伽是一种身心兼修的方法，可以健美、修心、养性，可以使人的心灵与身体、精神达到高度和谐的状态。在现代社会，它不仅是一种运动方式，更是一种健康的生活理念和生活方式。《瑜伽经》中这样说："对心灵的控制就是瑜伽。"由此可见，瑜伽最终调节的不在于人的身体，而在于人的精神层面。通过瑜伽可以调节人的精神，缓解急躁的情绪，让人生活在更为健康的生活方式之中，并以积极乐观的心态过好每一天。

34岁的刘容是一家著名企业的中层管理人员，她脾气暴躁，还有些自负。在工作中，她时常感到自己的压力很大，经常会为这样或那样的事情焦虑不安，为工作失眠。由于脾气太坏，她与同事的关系也很紧张。近5年来，她先后更换了多个工作单位，但是工作依然很不愉快。长期的精神抑郁，使她患上了失眠和严重的肠胃病。

刘容十分清楚自己的病因，想着去调节和改正，就走进了心理咨询室。针对她的情况，心理医生建议她调整心态，利用工作之余去练练瑜伽。刚开始，她练习瑜伽是为了治失眠，因为平时工作压力太大，每天只要躺在床上，工作的事情就会在脑子里转，怎么也睡不着。她买了练习瑜伽的光盘，每天晚上总要练习一会儿。一段时间后，她自己也感觉心变得平静了，晚上也不会再去想工作上那些乱七八糟的事情了，自然也就能睡着了。

几个月后，她的工作状态也有了好转。除了能休息好，她好像也把一切事情看开了，并且能心平气和地和同事相处了，周围同事都说她像变了个人似的。

瑜伽并非能治百病的灵丹妙药，但可以帮助改善不良情绪。瑜伽能让人从烦躁不安之中，快速地安静下来。当心平气和的时候，情绪就会向好的方向发展。久而久之，就会悄悄影响人的处世方式，不再让其为工作上的事情而郁闷，心情也变得舒展开放、海阔天空起来。

在工作中，要让烦恼和压力不复存在，就需要适时地净化心灵，而瑜伽就是一项净化心灵的运动。瑜伽练习者如果将意识集中于肢体的伸展运动方面，体内就会产生一种让人心情愉悦的"内啡肽"，让人有效地释放负面情绪，并让人的正面情绪达到"身松心静"及"身心合一"的境界。同时，瑜伽的腹式呼吸法可以强化腹腔内脏，控制呼吸的快慢可以调整紧张的神经，控制人的心跳频率，最终达到缓解压力的作用。

既然瑜伽有神奇的缓解抑郁的功效，职场人士在压力大时，不妨尝试练习一下。下面介绍几个具有排压作用的简单的瑜伽动作。

一、站立祈祷手式

排压作用：它可以刺激人体的胃部消化，促使横膈膜不断振动，以致人体的交感神经与副交感神经正常动作。同时也可以温暖脊柱，放松肩部，增加肩颈的柔软度，保持头脑的清晰。

动作要点：双脚并拢，双手贴于体侧。同时，掌心朝前，收腹、提臀、挺胸、压肩、收下巴。面部保持微笑。吸气，双手合十于腹部，并缓缓向上移动至胸前。再吐气，手肘抬至与肩同高，然后双手掌进行互推。再吸气，吐气，同时双手由手肘带动向右边推，手肘以不超过肩膀为准，并保持与肩同高并做延伸。同时，头颈向左看，保持做 3 次呼吸。然后，以同样的动作，换另一侧重复。

二、站立扭转三角式四十度

排压作用：可以除去内脏的脂肪，强化人体背部肌肉与手臂、颈部的线条，滋养脊柱。可以调整因久坐而造成的坐骨神经麻痹、疼痛，同时还可以强化脚踝机能，刺激人体腰椎血液循环，预防痛经或者经血过多的症状，活化卵巢，滋养子宫。

动作要点：站立，双腿分开要大于髋宽。吐气，双脚跟开始慢慢往外移，并同时保持脚侧边为直线。吸气，微微蹲坐并保持与背部呈一条直线。再吐气，屈髋（即提肛运动），臀往后坐延伸。同时手肘与肩背部要保持自然下垂，头与尾椎也要保持在一条垂线上。下巴微扣，眼睛凝视前方，面部保持微笑。再吸气，双臂贴靠双膝内侧，再吐气，吸气，左手慢慢地放于腰部，右手要保持在右膝内侧。再吐气，转腰，肩保持下压，同时要协助肩膀向后做原地扭转运动。同时，脖子要往后转。吸气，左手臂抬起并保持与肩同高，眼睛向拇指方向看去，呼吸最好保持在 5 次以内。

三、大树式

排压作用：锻炼身体的平衡感，放松精神并能保持平和的状态，可以增强自信心，强化人体的骨骼，预防骨质疏松，活化内脏。

动作要点：两手贴于体侧。同时，掌心朝前，收腹、提臀、挺胸、压肩、收下巴，同时面部保持微笑。吐气，双手慢慢置于髋部，右脚贴紧地面，脚尖向前保持平稳。吸气，左脚慢慢地抬起靠在右脚膝盖内侧，双手合十于胸前。如此保持动作并配合呼吸4次。

以上三个动作，处于焦虑中的人可以在工作之余练习一下，可以有效地调节生理平衡，减轻心理压力。

SPA：一种时尚的身心"排毒"良方

SPA也是一种非常神奇的缓解抑郁的妙方。在现代社会，它不仅是一种美容方式，还是一种身心"排毒"的良方，可以治疗生理和心理方面的一些顽疾。同时，它还可以活血脉、消除疲劳等，可以缓解精神紧张、消除烦恼、焦虑等。

SPA主要是指人们利用天然的水资源，结合沐浴、按摩和香薰来促进人体的新陈代谢，利用疗效音乐、天然的花草薰香味、美妙的自然景观、健康的饮食、轻微的按摩呵护与内心的放松来满足人的听觉、嗅觉、视觉、味觉、触觉与冥想六种感官的基本需求，使人达到一种身心畅快的享受。SPA除了基本的皮肤洁净与身体按摩作用外，更强调人与周围环境的互动与契合。它主要涵盖四大精神：营养、身体的运动、心灵的释放、全身的保养与调理。

在现代社会，尤其对白领女性而言，SPA不仅是一种时尚的美容方式，更是一种时尚的缓解精神压力的妙方。

齐芳是"海归"一族，目前是北京一家著名私企的高层管理人员，平时工作压力很大，时常感到疲倦。她的薪水很高，但是超负荷的体力与精力支出让她背上了巨大的精神压力。再加上她有完美主义倾向，情绪一直处于低迷状态。

有时候，齐芳也会与同事一起打球、下棋、游泳等，但是她觉得这些运动项目需要很多人参与才有意思。后来，随着压力的不断增大，她本人陷入了抑郁中。为此，她辞掉了工作，在家专心调养。

之后，家里人也用了许多方法，想让齐芳尽快从抑郁中走出来，但收效甚微。后来，她在朋友的带领下，开始接触SPA。

有一次在欧洲旅行之时，听朋友说SPA在那里非常受人欢迎，而且那里的SPA种类又别具一格，就与朋友一同去尝试了一下。刚进SPA所，齐芳就被其中美妙的氛围所陶醉：轻音妙曼、天然的花草香袅袅地升腾在雅致的空间里，她能够感受到水滴、花瓣、绿叶、泥土的亲抚，呼吸着来自自然森林原野的植物所散发出的清新气息，一切好像都归于了平静。她感受着美疗师温柔手法的呵护，思绪犹如天空中飞翔的鸟儿般自在，一切烦忧尽消。

当她步出SPA所时，一日的倦容早已消失殆尽，精神格外的轻松。后来回国后，她就为此着迷了，SPA成为她的主要调整方式。

齐芳从SPA所美妙的氛围中，体验到了不同凡响的身心的超脱，疲惫的精神很快得到改善，困意也跟着消失。

有人将SPA称为是一座补充能源的"身心美容充电站"。随着时代的不断发展，人们赋予了SPA更新的方式和更丰富的内涵。现代SPA主要融合了古老的按摩传统与现代高科技的水疗法，已经成为现代都市人回归自然、消除工作压力，集休闲、美容、解压于一体的时尚健康生活理念，配合着五感疗法，无论是舒缓按摩、美容还是温泉水疗，凡与缓解压力、舒缓身心有关的活动，都可以称之为SPA。

现代SPA的方式是多种多样的，职场人士完全可以在家享受。下面介绍几种可以消乏减压的家庭式Spa方式。

一、中草药浴盐SPA

主要能除菌、消炎、解乏减压，增强足部的底气。如果你是个户外工作者，比如摄影记者、市场调研人员，或者销售人员，长时间在外站立奔走，容易因体力疲惫而感到心烦气躁，而中草药浴盐 Spa 可以通过补充人体脚部的精气使人充满精神，舒缓压力。

配对方式：1. 适量的当归，可以活血通络，解除体内的郁气；肉桂则可以温肾助阳，消除人体腰部的疲劳；藏红花有止痛效果，是极好的足疗原料，可以补充足部精气，达到消除疲劳的作用。2. 将这些中草药配好后，双脚浸泡其中约半个小时。同时，双脚要互相摩擦，或者可以用五指穿插在脚趾中间，并用力向外拉伸脚趾，就可以起到十分好的舒缓压力的效果。

二、温泉浴盐 SPA

主要能够解除腰颈的酸乏，可以通过活络人的筋骨，增加人体的血液循环，能够极好地缓解白领人士生理或心理亚健康的状态。

温泉浴盐中主要含有镁盐、钙铁盐、锌盐等多种矿物质成分。如果你睡眠不好，容易疲劳，经常感到心烦气躁、焦虑、精神紧张等，温泉浴盐便可以使你的这些问题得到舒缓。

配对方式：1. 根据水量将温泉浴盐放入洗澡水中溶解，并且边放边搅动。可以将水温调到 38~40℃，因为这是人体最舒适的温度。在这个温度下，浴盐的功效也可以发挥到极致。

2. 在泡浴之前，先用淋浴将身体洗干净，这样可以帮助身体更好地适应水温。泡浴时间一般在 20~30 分钟为宜。在浸浴时，可以将手扶在浴缸边上，腰背慢慢地向后面仰，反复呼吸，可以有效地减除腰背肩酸之苦。呼吸时，每个毛孔都好像在呼吸，可以有效地排除内心的烦躁，舒缓心理紧张、焦虑等不良情绪。

3. 温泉本身的矿物质也会透过表皮渗入皮肤内，能够起到十分好的美肤作用，特别适合现代白领人士。

以上两种简单的家庭 SPA 水疗方法，职场人士可以尝试。但是在做 Spa 水疗时还要注意几点：当患有严重的心脏病或者癫痫病时，不可做水疗；高血压病患者水疗时，水温必须低一些；低血压患者久泡后，起身时应该特别注意安全；身上有伤疤，以及在月经期或者怀孕的女性，最好避免做水疗。

大胆地将你的"焦虑"说出来

阿瑟·普雷斯德是美国波士顿一家心理医疗机构的医师，在临床中，他经常会发现这样一些人，他们本身肌体或生理上根本没有什么毛病或问题，但是他们却认为自己患了某种病，感到浑身不自在。例如，某个人总是怀疑自己患上了某种"心脏病"，总是觉得胸闷、喘不上来气；还有一些人总是觉得自己患上了"胃癌"，并因此而痛苦不堪。阿瑟·普雷斯德认为这些人真正的疾病并不是出自生理方面，而源于心理方面。

为此，他专门为这些人进行了心理疏导方面的治疗，教他们如何调节自己的心态。极为神奇的是，很多人在进行这些心理调节之后，觉得自己浑身轻松，再也没感到有什么病症了。其实，阿瑟·普雷斯德医生运用的主要心理疏导方法是沟通。他告诉那些处于痛苦中的人们，适当地向他人倾诉自己的内心，把心底的话说出来，是减轻痛苦的最佳药剂。

生活中，一些抑郁症患者，都会将自己的内心封闭起来，尤其是总爱压抑自己的内在情绪，而长期压抑情绪的结果只会使抑郁变本加厉。同时，长期封闭自己的内心，会使人与外界的连接减弱，致使人对外面的一切漠不关心，对别人的喜怒哀乐无动于衷，对什么事情都失去兴趣。成天把自己拘泥在自我约束之中，心头似有千斤重的石头压着，快要窒息。长此以往，就会觉得自己的身体出现了某种病变，从而更加痛苦、消沉，形成一个恶性循环。而要从这种恶性循环的状态中走出来，就要懂得自我宣泄。当然，要宣泄自己的焦虑、痛苦的情绪，除了向人倾诉，还可以尝试运用以下几种方法。

一、用流泪把内心的"毒素"释放出来

有些心理辅导老师会给学生们上这样一堂课：他们在课堂上，播放悲伤的音乐，在旁边"添油加醋"地劝说，再加上对环境的把控和气氛的制造，来诱发学生悲伤的情感，从而让学生大声地哭出来。学生们哭过之后，浑身上下就感到无比的轻松，心情也随之好了起来。

其实，哭和笑一样，都是人类的一种本能，是情绪的直接外在流露，都是必须经历的情感体验，都自有它们的奥妙所在。哭泣，无论是身体上还是心灵上，都是一种最好的释放。哭泣是造物者赐予我们的天生本能，我们要好好利用它。

二、自言自语也是一种极好的"倾诉"方式

生活中，当我们找不到倾诉的对象或者实在难以启齿时，自言自语是最好的解决方式，也属于一种勇敢的"自救"。心理学家认为，"自言自语"是恢复心理平衡的一种有效方式。德国的心理学家也经过研究认为："自言自语"是消除紧张的有效方法，有利身心健康，是一种简单易行的自我保健方式。

三、善用名言警句开导自己

平时积累一些劝人暖心的名言或者句子，记得把它抄下来，在心情不好或者感到压抑的时候，拿出来看一下。在这些名言警句里，或许可以找到治疗心理郁闷的药方，让人心情舒畅，让自己彻底快乐和幸福起来。

四、短暂的旅行，给心灵放个假

在充满压力的生活中，我们时常会感到身心疲惫。短暂的休息也许能让疲惫的身体恢复活力，但是精神上的压力却不能有效地释放出来。那么，就不妨来一场长时间的旅行，让自己的心灵彻底得到解脱。只有心灵上的真正美好，才会让我们发自内心地有一份好心情。

上面是一些常用的减轻内心痛苦和忧愁的方法，我们完全可以将这些运用到生活中。最后还要提醒你，当你心情感到抑郁沉闷的时候，一定不要将它憋在心里，而是应将它说出来！

参与社交：与外界人或事建立连接

多数抑郁症患者，可能都有这样一种体验：每天不工作、不交际，在家安静地"宅"着，什么也不做的情况下，也会感到异常疲累和焦虑。而这种疲累和焦虑又进一步促使他们再"宅"下去，进而形成恶性循环。实际上，身陷抑郁中的人，即便什么也不做，也会感到疲累，是因为这种累源于内在的撕裂和交战。他们一方面感到孤独，无比渴望与外界产生连接，可这种渴望又往往会被他们所忽视。另一方面又惧怕与外界建立任何连接，因此又不断地压制着对连接的渴望。这种内在的撕扯感，会消耗巨大的能量，极容易让人陷入疲累之中。

从心理学的角度分析，与外界的人或事建立连接，是人类最基本的渴望，如若我们故意去压制它，将会消耗掉巨大的能量，疲累感便也因此产生。相反，如果让自己投入有意义的忙碌，去主动做自己喜欢的事，与喜欢的人去交流、沟通，便会在一定程度上帮助缓解这种疲累。因此，身陷抑郁中的人，与其将自己封闭起来，不如主动去参与社会活动，比如社交，让自己忙碌起来，做一些力所能及的事情，总比将自己封闭起来，什么也不做的好。

蓝晓在高中时便患上了轻微的抑郁症，后来她被父母安排到英国去留学，可能因为天气的原因，她的抑郁越来越严重。后来，她又转到了美国，因为陌生的环境与文化差异的影响，她的抑郁症越来越严重。

为了改变她持续消极、低沉的精神状态，父母安排她到一个华人家庭中寄宿。那是一个乡村，环境极好，可这并没有改变蓝晓的抑郁，相反，她一看到家门口那片空旷的原野和高速公路就特别难受，并想要逃离这里。

在留学的几年里，她总喜欢躲在房间里面上网、玩游戏或者躺在床上，这种自闭式的生活模式，致使她连语言功能都退化了，而且连她最擅长的数学计算也退步了不少，让她觉得自己这样下去心智有倒退的可能。同时，与其他人的人际关系也不够友好，甚至与房主的关系都出现了紧张。

接下来，蓝晓觉得自己不能这样下去了，否则，她有可能连自己的学业都完不成。于是，她开始想办法让自己忙碌起来。她在学校选修了六门课；然后应聘到一个教授的实验室打工，一周两次；同时在家旁边的快餐店打了一份工，一周三次；还在网上报了一门语言类的课程；另外，还在网络上帮助以前实习的一家国内企业完成一些业务方面的沟通。

之后的一个月，蓝晓觉得自己的状态似乎改变了，每天虽然很累，但她的精神状态似乎好了许多。她在与不同的人交流、沟通中，获得了不少的快乐。同时，学习效率也提升了不少。想起以前时间很多但课程极少，多数时候都躺在床上抑郁的自己，她顿时觉得，很多抑郁情绪的滋生，是因为太过封闭、懒惰造成的。而让自己忙碌起来，将更多的精力投入到有意义的忙碌中，也算得上是一种不错的自我疗愈方法。

著名的心理学家卡尔·荣格曾说过这样的话："当一个人他的'自我'真正得到满足的时候，是最接近完人的。即使他是一个十恶不赦的坏人，但当他和一个人格近似完美的人交往的时候，是不可能有挫败感的。"可见，与人交流，参与社交，让自己融入社会群体，是扫除挫败感和自卑感的有效方式之一，对缓解抑郁有着良好的功效。亚里士多德在《政治学》中也曾明确地指出："从本质上讲，人是一种社会性动物。那些生来离群索居的个体，要么不值得我们关注，要么不是人类。社会从本质上看是先于个体而存在的。那些不能过公共生活，或者可以自给自足不需要过公共生活，因而不参与社会的，要么是兽类，要么是上帝。"的确，人是有社会属性的，与他人沟通、交流，是人类最基本的生存需求，封闭自我，就等于关闭了自我情绪得以自由流通的通道。

对于抑郁症患者来说，导致他们产生疲累的多数原因，在于内在心灵的撕扯感，就像一个人在与世隔绝、无人交流的状态下会产生犹豫、纠结等，便会感到疲惫不堪。这个时候，要减轻这种内在的痛苦，最好能主动参与人际的连接中，比如可以出去交际，约好友出门聊天，将内在的痛苦说出来或者参与到自己喜欢的工作或事情中去。与人或事产生关系，就意味着连接的建立，这样与自己喜欢的人或事之间就会建立一种通道，能让情绪在这个通道中自由流动，那种被压制的能量就会得到释放，内心的撕扯感便会减轻，疲惫感自然也能得以缓解。

生活中，我们也都有这样的体验：当自己在做喜欢的事时，就不会轻易感到累，甚至还有可能会越做越精神。因为当自己投入到事情中去，便与事物建立了深度且积极的连接，这种连接会使内在的情绪得以自由流动，疲惫感自然就不会产生。同理，与自己喜欢的人在一起，也可能会越来越享受，这也是因为有连接的发生，使情绪得以自由流动。很多时候，生活中的疲累感常源于对自我情绪的压制，压制必产生内在的撕扯与交战，内在的能量则必然会处于消耗状态，疲惫感自然就产生了。因此，对于抑郁者来说，积极地让自己参与社交，让自己投入到忙碌中，便可以有效地减轻内在的痛苦，缓解消极的状态。

将你内在的抑郁，大声地"喊"出来

从心理学的角度，抑郁症状的出现，多是因为内在的情绪处于凝滞的状态，而缓解抑郁的有效方法，就是让自己"动"起来，让自己在社交、沟通交流、运动或忙碌中，让自己的内在情绪能自由地流淌起来。如果确实做不到以上这些，那还有一个极为简单的办法，就是将抑郁大声地"喊"出来，这也是为内在积郁的负面情绪找一个"出口"。

晓彤所在的公司更换了部门经理，该部门不少员工都惴惴不安，晓彤尤其紧张。她在该公司已工作了三年。三年间业绩并不突出，并且和同事关系不太融洽，部门里除了主管，谁都不愿意和她说话。新的部门经理到来后，要求员工加强合作，尽管晓彤想尽了一切办法，但仍然融入不进同事的圈子，心中极其烦恼。自小体质不好、经常失眠的她，几个月来几乎没有一晚能够睡好，每天上班都是昏昏沉沉的。不佳的工作状态和极差的人缘，让她感到了一种恐惧。

由于晓彤最近情绪处于持续性低落状态，而且那个工作环境已经让她无法忍受。于是，她便辞职回家休养。回家休整一段时间后，她的情绪也没能得到好转。无奈之下，她只好去进行心理咨询。从心理医生那里了解到，她患上了抑郁症，每天郁郁寡欢的，而且遇事就会冲人乱发脾气，这种状况已经持续有很长一段时间了。而造成她抑郁的根源，则是工作带给她的烦恼、与同事之间无法友好相处的烦恼，以及担心失业的烦恼。

晓彤的状况，生活中每个人都有可能会遇到。她的抑郁多是因为坏情绪长时间得不到缓解而产生的。心理学家们研究发现，通过喊叫可以达到发泄不良情绪和振奋精神的目的。为此，为舒缓郁闷，很多人都会尝试"喊叫疗法"。其实，所谓喊叫疗法，就是通过急促、强烈、粗犷、无拘无束的喊叫，将内心的积郁发泄出来，从而达到精神状态和心理状态的平衡协调。

"喊叫疗法"是一种简易的调适疗法。其做法是利用假日或空闲时间到荒郊野外，或无人空旷处，或仅自己一人在家时（记住！必须确认，房间隔音效果良好或身处环境空旷不至影响到邻居，否则易引起邻居的好奇或抗议），对着墙壁或者空旷处大声喊叫，将想讲、想骂、想哭、想笑的人和事尽情宣泄，过后自然神情愉快，轻松无比。

艾德琳是一家公司的中层管理人员，她也曾经一度患上了抑郁症，后来在心理咨询师的指导下，她的抑郁症状得到了扭转。之后，为了防止自己再一次掉入抑郁症的旋涡中，她开始积极地调整自我。从此，在工作中她总是笑容满面。她是如何做到这一点的呢？下面的一个片段能为我们揭开其中的秘密。

一天晚上，艾德琳的一位好友来探望她，好友见到她时，只见她正对着天上的飞机大声地说话，好友对她的这一举动很是不解，艾德琳解释道："我将我心中的烦恼对着飞机大声说出来，这样我心情就会轻松很多，这是我发泄情绪的一种方式。"

朗诵诗歌和文章，也与喊叫疗法有异曲同工之妙，可以进行无害宣泄。性格刚直者，往往可以选择一些表现阳刚之气，感情激越的诗文来朗诵，以便疏导怨愤之气。性格柔弱者，则往往适宜于诵读阴柔、缠绵式的作品，以此消弭郁闷。

无论是工作还是生活中，烦恼总会伴在我们左右。如何面对烦恼，如何处理烦恼呢？

一女孩与人激烈争吵，被朋友劝开，回到家中仍气愤难平，然而最后还是恢复了平静。问其故，答曰诵读滑稽、幽默的句子，可以消除不快。读着这样的诗句，她就觉出一身舒坦，心中的抑郁也随之涣然冰释。

无论生活上、工作上、感情上，我们多多少少会面临一些不爽，有时候也会压得人喘不过气来，这时我们需要找个合适的地方释放一下，以期尽快化解矛盾，让自己的状态调整到最好。消除郁闷的方法有很多，除了在不影响他人的情况下将心中的郁闷大声喊出来外，还可以尝试以下方法。

一、做深呼吸

当人在坏情绪中苦苦挣扎的时候，深呼吸是一种让自己冷静下来的最好的方法。慢慢地呼吸能使心率减缓，从而使人恢复平静。美国一家心理协会推荐从横膈膜进行深呼吸，而不要从胸腔进行浅呼吸。深呼吸有助于产生一种自然的放松反应。这种反应是由于呼气导致的，当呼气时，肌肉通常会随之放松。而伴之放松的，还有人的坏情绪。一些研究者发现瑜伽也很有帮助，这也是深呼吸带来的效果。听安静的音乐以及肌肉放松练习，同样也能对平稳情绪产生一定的帮助。

二、将心中的不快写出来

心理学家指出，写作可以使人放慢速度，并思考如何应对出现的问题。当心情不爽时，将积淀在内心的不快统统写出来，骂人也好，发泄也罢，都可以有效地平衡情绪。

让自己忙碌起来：用行动来驱除内在的抑郁

生活中，有这样一种感受，那些天天忙碌且专注于自己手头工作的人，似乎很少会因为忧虑而精神崩溃，更极少患抑郁，因为他们全身心地投入工作或学习中，似乎没有时间去忧虑或抑郁。就如那些在炎炎烈日下劳动的人也没有时间去忧虑一样。因此，当身陷抑郁时，不妨想办法让自己忙碌起来，最好做一些能让自己专注的事情，这样能暂时将注意力从痛苦中转移出来，进而慢慢地调整自己的情绪。要知道，当"动"起来或专注于某件事情的时候，血液循环就会加速，思想就会变得敏锐——让自己的手脚一直忙着，让思想专注于眼前的事，这是治愈抑郁的极其有效的良药。

身为单亲妈妈的艾丽丝曾经遭遇过两次不幸，第一次是她五岁可爱的女儿因为患病匆匆地离开了她，当时她简直快要被这件事情击倒了。然而，更不幸的是，半年后，她的爸爸因为意外的车祸也永远地离开了她。这接二连三的打击使她无法承受。那段时间，艾丽丝为此而吃不下饭，无法休息或放松，精神受到致命的打击，信心丧失殆尽，吃安眠药和旅行都没有用。她的身体好像被夹在一把大钳子中，而这把钳子愈夹愈紧。在痛苦中挣扎的艾丽丝很快便被确诊为抑郁症。

她每天情绪都极为低落，对任何事情都丧失了兴趣。不过，感谢上帝，她还有一个八岁的儿子，他教给了艾丽丝暂时从痛苦中解脱的方法。一天下午，他呆坐在那里为自己难过时，对妈妈说："妈，你能否给我做一条船？"

她实在没兴趣，可这个小家伙很缠人，她只得依着他。

造那条玩具船大约花费了艾丽丝三个小时，等做好时她才发现，这三个小时是她许多天来第一次感到放松的时刻。

这一发现让本来痛心不已的艾丽丝如梦初醒，她几个月来第一次有精神去思考。她顿时明白，如果自己忙于工作，就很难再去忧虑了。对她来说，造船这件事将她的忧虑整个都冲走了。艾丽丝决定与其让自己闲着胡思乱想、忧心忡忡，不如让自己忙碌起来。也就在那一天晚上，艾丽丝巡视了每个房间，把所有该做的事情列成一张单子。有好些小物件需要修理，比方说书架、楼梯、窗帘、门把手、门锁、漏水的水龙头等。两个小时内，她为自己列出了200多件需要做的事情。

从此，艾丽丝的生活中充满了启发性的活动：每星期有两个晚上她都到市中心去参加成人教育班，并参加了一些小镇上的活动，偶尔她会协助红十字会和其他机构去募捐等。那些忙碌的事情让她无暇去忧虑。

"没有时间忧虑"，这也是英国首相丘吉尔在战事紧张到每天要工作18个小时的情况下说的。当别人问他是不是为那么重的责任而忧虑时，他说："我太忙了，我没有时间忧虑。"其实，人生有很多忧虑是空想的结果，这些都是对当下生命的一种浪费。当处于忧虑状态的时候，不妨给自己找些事情来做，它是驱赶忧虑、治疗抑郁最好的良药。

戴尔·卡耐基说："无所事事者常会给自己留下忧虑的时间，置自己于痛苦之中；而忙碌的人，尤其是忙于帮助别人的人，就没有时间沉湎于忧虑之中。"他曾在《人性的弱点》一书中，给那些生活在苦恼中的人们制定了一份计划，这份计划的重点就是：用具体的行动去充实生命的每一个"当下"。

今天我要用行动来提升我的心灵。我要学习，不让心灵空虚。我要阅读有益身心的书籍，提高我的修养。

今天我要做三件事：我要默默地为某个人做一件好事，我还要做一件我以前不愿做的事、一件不敢做的事。做这些事的目的，只是为了锻炼我的勇气和勤勉，让我不致懈怠。

今天我要让自己看起来更美丽。我要穿着得体、举止大方、谈吐优雅。我要多点赞赏，少作批评，不让自己抱怨，不去挑任何人的毛病。

今天我要全心全意地只过好这一天，不去想我整个的人生。一天工作12个小时固然很好，可如果想到一辈子都要这样度过，我自己都会觉得恐怖。

今天我要制定计划。我要计划每小时要做的事。可能不会完全按照计划实现，但我还是要计划，为的是避免仓促和犹豫不决。

今天我要给自己留半个小时的时间静息片刻，让自己思考一下我的人生。

今天我要很开心。只有现在的行动才能给我带来无尽的幸福和快乐。

……

为了从此不再让烦恼纠缠自己，请立即行动起来吧！只有让自己切实地行动起来，才能让内心获得平静和充实，才能让自己把握住机会，看到更为光明的未来。

第四章　Chapter 4

心态调整法：
更新自我认知，换个角度看生活

　　多数的抑郁症患者，之所以会患病都是因为对事物或生活的看法或态度过于偏执。比如，在现实生活中，很多人以物质生活的丰富与否来评判一个人是否成功，于是，人们开始沉迷于对物质生活的追求，从而导致了心灵的空虚和迷惘。再比如，一些人本来过着不错的生活，但是看到周围的朋友过得比自己好时，内心便会滋生不平衡的情绪，从而致使自己陷入焦虑、抑郁；还有一些人明明已经拥有很多，还是不满足，想要获得更多，从而使自己被负面情绪所缠绕……由此可见，多数抑郁症患者的症结在于个人的心态出了问题。这个时候，心态的调整便显得极为重要。所谓的心态调整，就是重新审视我们对生活或事物的看法，更新自我认知，换个角度去看问题，从而减轻心理压力。

别让欲望超出了你的能力

导致抑郁症的原因是多种多样的，但压力绝对是其中一个极为重要的方面。在现实中，与其说是压力导致了抑郁，不如说是自身的欲望将自己拖入了抑郁中，尤其是当欲望超出了个人能力时。有句话说，人之所以痛苦，不是因为拥有的太少，而是因为想要的太多。生活中，我们多数人的压力，多是因内心太多的欲望滋生出来的。

刘晓是位都市白领，高学历，高收入，而且人长得也漂亮。每天上班都有不同风格的打扮，时髦得体的她，总能赢来许多羡慕的目光和称赞。在一片赞扬声中，她的欲望则是越发膨胀起来，为了能更引人注目，为了讲究品位，她不惜花大价钱去购买各种名牌和时尚品，去买名贵的珠宝和高档的箱包……这些都严重地消耗了她的收入，同时也让她负债累累，每天都活在焦虑之中。她总会莫名地为自己不确定的未来担忧，为自己身上的债务而焦躁不安，她似乎已经被欲望牵着鼻子走了。她对自己的未来充满了担忧和愁苦，担心自己一不小心被裁员，被同事看不起……长期的担忧，不断地消耗着她的精力，工作也连连出错，人也变得憔悴了许多。尤其是最近，她经常感到头痛、胸闷、喘不上气来，最终被确诊为中度抑郁症。

现实生活中，我们内心的负面情绪多源于内在的欲望，尤其是那种"求而不得"或"得而怕失"的欲望会让我们陷入一系列不安的情绪与行动中，它会让我们意识到诸多不愉快的事情：不合预期的事情将要发生或可能会发生，进而会警告我们最好采取一些必要的行动。比如，和上述事例中的刘晓一样，她因为太在意别人对她的看法而过度消费，进而对不可预知的未来充满了担忧，引发了抑郁。于是，接下来，她可能会拼命地工作，为维持其生活原状而努力，如此才能维持其原来的精致生活。由此可见，当人产生焦虑的情绪时，多是因为预感到了一种潜在的危机，这种危机感会促使做出多种选择，比如逃避、向潜在的保护者寻求帮助等。

比如，你认为自己有失业的危险，而又极想保住这份工作，这时你通常会感到担忧或者焦虑，你也许会采取以下一种或多种行为：为保住工作而跟你的上司沟通，更加努力地工作；或者及早通过学习、培训去提升自己，去找另一份工作等。

焦虑源于我们对某些事物的欲望，源于我们意识到自己可能会失去它，或者不希望发生一些可能发生的事情。如果我们的欲望不是那么强烈，每天将心思用于工作上，不要有超出自身能力范围的欲望，那么所有的忧愁、焦虑便也不存在了。

在现实中，很多人都对爱情、财富、成功、权力等有强烈的欲望，当这些欲望和恐惧被大量释放时，很容易让我们崩溃。此时，大脑所发出的信号属于神经性焦虑。生活中，我们时常会莫名地感到焦虑，但是却找不到焦虑的源头，甚至根本不知道自己在焦虑什么。久而久之，便容易将自己拖入抑郁的旋涡。

我们每个人可能都有这样的体验：我们在童年时期，因为无所欲求，所以会备感轻松和快乐。成年以后，因为内心的欲望太多，为了填满它，每天都在不停地忙碌着拾捡，认为自己捡到了好东西，殊不知捡起来的都是无尽的烦恼和痛苦。渐渐地，我们心中承受的东西越来越多，贪图钱财、美色、美食，想拥有权力、名望……凡是触及我们生活的东西，我们都想拥有，而当这些欲望一一得到满足之时，我们的内心就会变得空虚，不知下一步该追逐什么，以致患得患失，焦虑的情绪自然就来了。因此，我们说，欲望是焦虑之根源，只有及时消减内心的欲望，降低内心的奢求，你才能变得快乐，焦虑自然就消失了。对此，可以尝试以下的方法。

1. 从内心下手，将欲望和对他人的要求标准降低，不要用自己的标准去衡量他人，同时也不要用自己内心的"磅秤"去"秤"别人。

2. 杜绝攀比心理。攀比是导致内心焦虑的最大原因之一，因此不要轻易与人比较，尤其是拿自己"没有的"与别人所拥有的去比。如果非要去比，就多拿自己的"长处"与他人的"短处"去比，如此一来，内心便会平衡许多，焦虑自然就消失了。

3. 焦虑时，请提醒自己：真正的幸福并非"我能得到什么"，而是"我现在拥有什么"。一切寄托在外在物质上面的快乐都是短暂的，因为任何东西都只是生活的"搭配"。幸福，是内心生长出的力量，那是一件只与自己有关的事。

依上面三点去做，内心的负面情绪就会得到缓解。当然了，我们说欲望是痛苦之源，并不是说要让人彻底地"禁欲"。要知道，欲望也是人类前进的动力，如果彻底"禁欲"就是阻碍人类的发展。相对来说，我们应该学会把握和控制好自身的欲望，使欲望既合理存在，又能够减少我们心中的痛苦，不应把生活目标定得太高，要适度。同时，在实现目标的过程中，也不要去侵犯多数人的利益，这样才能让自己轻松而愉快地前行。

抑郁，有些是"比较"出来的

致使人陷入负面情绪的原因是多种多样的，除了前文提到的超出自身能力的个人欲望外，还有一个原因就是喜欢与他人"比较"。对于很多人来说，哪怕收入微薄，哪怕身居陋室，哪怕粗茶淡饭，只要不和他人"比较"，都没问题，但是一旦听到众人议论，心中马上会生出许多焦躁感和不平衡感。而这些焦虑感与不平衡感长久被压抑，极容易滋生抑郁。

"他职位比我高，收入比我多，事业比我做得好，怎么才能追得上人家呢！"

"她嫁的老公是金领精英，我的老公只是普通的小职员，她比我幸福！"

"她儿子上的是名牌大学，我的孩子连大学都难考上，哎，真是悲催啊！"

"同学刚买了大房子，地段好，环境好，而我到现在房租都是问题，真是悲哀啊！"

……

多数人现实的焦虑，都源于一串清单，而清单上的每一条款，大多是与别人"比较"得来的。心理学家指出，人正是在人群中习惯了仰视，才滋生出许多忧虑来。生活中的快乐和幸福是用来感受的，并不是用来比较的。然而，我们总是习惯于与那些比我们"强"的人进行攀比，这样常常就会迷失自己，让本有的幸福、快乐与我们擦肩而过。

有道是：山外青山楼外楼，比来比去何时休？"好"只是相对的，只要把握当下，谁都可以拥有属于自己的幸福，为何要比来比去的呢？只有用心去感受自己的幸福，才能真正体会生命的美好。

刘梅与丈夫一同用积累了十几年的工资在北京五环边上买了一套二居室的新房。房子是他们精挑细选买下来的，交房后，两人又一同商订了装修风格，一同买了自己喜爱的家具。一切就绪，一起搬进了新家。每天下班后，看到与爱人一起筑起的"爱巢"，刘梅心中都会泛起一阵温暖，脸上的笑容也变得多了。

然后，没过多久，她的这种美好的感觉就被朋友的另一套房子打碎了。原来，刘梅的一位好朋友最近也买了一套房。装修后，对方就打电话让刘梅到家中来参观。朋友的房子地段很好，而且房子还特别大，里面的装修都采用高档的材料。刘梅从朋友家中回去后，脸上的笑容就消失了。她原本的幸福，被好朋友"更好"的房子给冲击掉了。于是，在接下来的日子里，刘梅开始陷入低沉的情绪之中，随之而来的是拼命地工作，做各种兼职，以赚取更多的钱财，准备换更大的房子……正是在这种压力下，刘梅陷入了无尽的焦虑中，随之而来的是持续性的抑郁。

"比较"的心理会冲击掉原本幸福的感觉。别人的房子更好，花的钱自然要多，付出的辛苦也多，那就让对方"更好"吧！自己别想太多，不想背负太大的负担，买一个舒适的小窝，独自感受当下惬意的生活，不是很好、很幸福吗？

与他人"比较"，我们往往只看到别人的光环，这会给自己带来诸多阴暗和不愉快的感觉。怀有比较的心理去工作或者生活，即便再有优势，也难免会使自己的心理失衡，也不会有愉快的感觉。比较是极为危险的，会让我们忽略或者不满足于自己所拥有的，会让我们错失掉很多美好的东西；比较会挑起我们的野心，也会诋毁我们自己所做的一切努力，让我们所得到的和已经拥有的变得毫无生机和意义……因此，要想永久地生活在幸福之中，就不要再去比较了，而是用心感受自己当下所拥有的一切。对此，可以尝试以下方法来平衡自己的焦虑情绪。

1. 知足常乐。生活中我们难免会与他人"比较"，而正确乐观的比较应该是自己和自己比，把今天的自己和过去的自己比。只要你努力过，且通过努力进步了，收获了，即便别人已达到小康，而自己只达到温饱，也丝毫不必自惭形秽。因为每个人的基础不同，经历也不同。同样一双手，十个指头哪能一般齐呢？

2. 活出自己。人的一生，不追名，不逐利，只要活出最真实的自己，走自己的路，体味自己的精彩人生，就不会因为比较而产生不平衡的心理。

3. 当因为别人的"好"而对自己的未来充满恐慌时，就可以在心里暗暗给自己打气，"怕什么，你所拥有的终有一天我也会有。""我一定能行。"当给自己这样的暗示时，全身就会充满力量，不平衡的心态便会消失。

太过"苛求"，是给自己带上精神枷锁

生活中，还有一种抑郁源于太过"苛求"：苛求一份不适合自己的工作，苛求一段写满了"伤疤"的感情，苛求一段并不真诚的友谊，苛求自己做一件并不情愿的事情……雨果说："苛求等于断送。"过分苛求，就是给自己的精神套上枷锁，极容易将自己拖入抑郁的旋涡中。

已经是凌晨2点钟了，陈莉房间的灯还在亮着，她正坐在书房中拼命地攻读英语，神色有些憔悴。其实，这种状态已经持续三个月了，这段时间，她脑子中总是重复着：学习、考试。之所以如此紧张、勤奋，主要是因为她的成人英语资格证书考了四次都没有通过，这个月要考第五次了。

其实，陈莉是一家国企的中层管理人员，平时工作较为出色，是企业的重点培养对象，在不久的将来很有可能会升职。本来，她的工作用不到英语，但由于大学时她的英语资格证书没有考过，她一直很不甘心。于是，毕业后就与英语叫上了板，不考过绝不罢休。

陈莉从小就受到极好的教育，做事也极为认真，责任心很强。但她从小到大总是惧怕考试。平时学习挺好，一到考试就落后。尽管她惧怕考试，但她还是不想让自己的人生留下什么遗憾。在每一次临考的夜里，她总会胡思乱想，而且想着想着就睡不着了，结果，第二天考试就考砸了。几年下来，她仍然没能如愿拿到那个资格证书。如今，为了这个考试，她每晚都强迫自己去认真学习。由于太过紧张和焦虑，她几乎每晚都会失眠，脾气也变得急躁了许多，有一天去就医，终于被确诊患有轻度抑郁症，严重地影响了她白天的工作，整个人都变得异常痛苦。

陈莉的痛苦主要源于她太过固执，过分去苛求自己。其实，对于她来说，英语资格证书既然在她的工作中用不到，就没有必要那样苦苦地折磨自己。

现实生活中像陈莉这样的人有很多，他们总是为了一些无关紧要的理由去强迫自己达到某一目标，过分地苛求自己。在工作中，他们崇尚完美主义，不轻易去相信别人，事无巨细，大事小事总是一人包揽；他们甚至不敢公开表达自己的消极情绪，长时间的压力与压抑让他们产生了极为消极的心理反应，进而被拖入抑郁的状态中。其实，如果静下心来仔细想想，这又何必呢？不能做到最好，完全可以放松心态尽力而为就好；不能拥有伟大，完全可以静守平庸，用轻松的人生规则主宰自己的快乐又有何不可呢？

许多人在工作中，经常会许一些不切实际的愿望："我一定要在一年内升职、加薪。""我一定要在某个领域之中做出最大的成就，成为某方面的专家。"……但是很多时候，这些不切实际的理想与追求只会成为一种负担，会羁绊我们实现那些切合实际的理想。

人生苦短，韶华易逝，执着于一个目标、一个信念那是大勇，但是如果目标不合适，或者客观条件不允许，与其蹉跎岁月，徒劳无功，还不如干脆放下。放下那宏大的美丽的幻想，选择那些触手可及的目标，让人生处于一种祥和自然的状态中，从中去体味生命的真义。我们可以尝试用下面的方法来平衡自己的情绪。

1. 告诫自己：能够站在塔尖上的毕竟是少数人，只要根据自己的能力，坚守自己的梦想，抱着一种顺其自然的心态去追求，只要为此付出努力了，做到问心无愧，就知足了，这样才能让自己感受到追求梦想的快乐与幸福。

2. 千万不要给自己制订什么硬指标，比如每月一定要完成梦想的具体额度、几年之内要达到什么位置、一生要留下多少财富等。可以根据自身的实际情况，给自己一个合理的评估，然后制订一个弹性且合理的目标，再去逐步实施，这样就会在过程中收获喜悦和快乐。

学会接纳生活中的各种"不确定性"

现实中，还有一种焦虑型抑郁症，其患者时常会感到焦躁不安，有时会觉得自己喘不过气来。这些饱受焦虑折磨的患者都有这样一种心理：无法接受生活中的不确定性，进一步说就是，不允许自己出半点差错，很难接受那些自己不想要的结果。生活中只要发生一点"风吹草动"，或出现一点不确定的可能性，就会引发他们强烈的焦虑感。比如，好不容易喜欢上了一个人，却总在担心万一主动示好或表白后被拒绝了该如何是好？费了好多精力终于得到心仪的公司的面试通知，却总担心万一面试表现不好，没应聘上该怎么办？后天要去拜访一位客户，却总担心万一拿不下订单该怎么办？明天要去国外，却总担心到那里万一语言不通，找不到接待自己的人该怎么办？……总在为"莫须有"且未知的事情担忧，实际上是因为无法接纳生活中的各种"不确定性"。

对此，心理学方面研究已证实，这种绝对化的期待或者要求导致的焦虑感，会大大地降低一个人生活的幸福程度。而要摆脱由这种不确定性带来的焦虑感，就要懂得与生活中的各种"不确定性"和谐共处。

艾米今年大学毕业，在刚找工作的前两个月里，她内心充满了迷惘和焦虑。由于毕业的学校不够好，学的专业也不热门，她对未来的各种不确定性充满了担忧。她曾给朋友打电话说，如果能让所有的事确定下来就好了。她希望一切都按照她的想法按部就班地一个个地落实，这样她内心方能踏实。朋友劝诫她，这种想法是不现实的，要懂得从生活的"不确定性"中找到乐趣。

就这样，在焦虑不安中，艾米终于找到了第一份工作。刚进单位，工资不高，每个月经济压力很大。同时又因缺乏工作经验，生怕一不小心犯错就失业了。当时的她曾跟朋友讲，如果有人现在能跟自己签约，答应每月给她2万块钱，她愿意在那里上一辈子班，绝不跳槽。艾米也知道这样的想法很幼稚，但当时的她就想追求"确定性"，她希望自己这辈子都不改变。

后来，一切都安稳下来了，她经过努力，工作能力得到了提升，也升了职。每当想起当初的自己，就觉得可笑。她说，假如生活真的出现了"确定性"是多么可怕的一件事情，因为那样一来自己的人生该多么单调和乏味。生活正是有了各种"不确定性"，不知道下一秒会发生什么事，遇到什么人，有着怎样的人生际遇，才充满了无限的趣味性。

从此之后，艾米不再害怕未来，不再畏惧变化，她已经能与各种"不确定性"和谐相处。正是这样的心态，使她有了一个个机会并让她成为"斜杠青年"，踏足各种副业，收入翻了几倍。

的确，正是因为生活中出现了各种各样的"不确定性"，我们的人生呈现出多姿多彩的乐趣来。我们要以积极乐观的态度去面对生活中的各种"不确定性"，并懂得与之和谐相处。我们不妨学着小孩子的样子，以一颗好奇心去探索和体验世界带给我们的多样性。试想，那些小孩子在刚学习走路时，会不断地摔跤，但他们焦虑了吗？并没有。他们开始学习说话时，咿咿呀呀的，我们根本听不懂，他们为此焦虑了吗？显然没有。相反，他们开开心心、跌跌撞撞地，在不知不觉中把什么都学会了。这就给我们以启示：生活中的各类事情出现偏差并不是可怕的事情，即使出现了差错，它对我们产生的影响也是有限的，即便当时很严重，事后我们也总有弥补，或者有通过其他事情来平衡的机会。人生的精彩之处不在于走了多少弯路，而在于在"弯路"的行走过程中所欣赏到的不同的风景，体验到的不同的感受。体验越多，探索越多，或许犯错的机会也会越多，但同时积累的经验也就越多，相对于那些不敢犯错的人，成功的概率也就越大。放弃不允许自己出错的"完美主义"观点，让生活中多些"不确定性"。

哈佛大学积极心理学家艾伦·朗格曾做过一项研究，主要探索对出错的开放态度如何影响公众演讲的焦虑程度。实验将参与者随机分为三组，让他们进行演讲：A 组的参与者被告知"出错是糟糕的"（完美主义）；B 组的参与者被告知"出错是难免的"（自我原谅）；而 C 组的参与者被告知"演讲需要出一个错误，而且还可以出更多错误"（好奇开放）。结果，C 组的参与者在演讲中感到最舒服，最不焦虑，并且得到了观众们给出的最高评分。之所以会出现这样的结果，是因为这组参与者已经将完美主义抛到了脑后，而只专注于他们自己的表达，这样才能充满好奇地去探索经历本身。

这个实验极好地说明了，出错并非避之不及的丑事，一旦错误发生，也不应该只以自我安慰来应对。相反，出错是值得鼓励和庆祝的，它甚至能让人表现得更为出色。因此，当你因为生活中的各种"不确定性"而焦虑时，你需要做的就是敞开胸怀，带着"好奇心"，拥抱这些"不确定性"，允许生活中出一点意外，甚至是差错。这样不仅会使你的人生充满多样性，而且还能最大限度地提升你的生活层次。

真正地接纳自己：积极地悦纳自己不好的一面

生活中，很多抑郁症患者都有极重的自卑心理，觉得自己处处不如别人，甚至还会厌恶自己，这是长时间无法接纳自己所造成的。在现实生活中，一些人会对自己良好的一面深感骄傲，却无法接纳或排斥"自我"不好的一面，于是，内心则常处于撕裂的状态。比如，一位叫瑞恩的学生向朋友抱怨道："我觉得自己经常陷入痛苦的一个重要原因，就是自己明明不想学习，想玩，可内心总有一个声音在骂我不能这样堕落，于是我既不能好好地玩，又不能好好地学习。"还有一个刚上班的白领叫艾琳，她说道："我真感到自卑，觉得自己长得不好看，毫无工作经验，又没能力，情商又不高，每天上班就是一种煎熬。我该怎么办啊?"……从根本上讲，瑞恩苦恼的根本原因在于无法接纳或者排斥自我"堕落"的一面；而艾琳则是在不断地排斥自身"不好"的一面。因此，两人才会经常处于内心撕裂的状态，自然会感到不痛快。实际上，无论是瑞恩还是艾琳，他们刚出生的时候，都是纯净而美好的，压根儿不知道什么是堕落、自卑、能力差或者低情商。那些所有的对自我不好的评价，都是在后天成长过程中，不断地被周围的环境所塑造的。

今年刚刚5岁的乔治生长在不太和谐的家中，他的妈妈是一个严苛的人，爸爸又经常酗酒，两人经常发生各种不愉快。妈妈经常将对爸爸的不满情绪发泄到乔治身上。比如说他正在写作业，刚与爸爸吵过架的妈妈便拍着他的脑袋说，你看你写的这是什么，你怎么这么笨，这么简单的题目都弄不明白；在外面逛街的时候，乔治想要吃一个冰激凌，却遭到妈妈的谩骂，指责他不够懂事，只懂得向大人一味地索取……在无数次的亲子互动中，妈妈总是用自己的行为在向小乔治传递一个信息：你太糟糕了，你总是让人失望，你不配妈妈这么疼你。在乔治的记忆中，不仅妈妈对自己严苛，而且在学校里老师对他也不怎么友好，原因是乔治的学习成绩太差。于是，当他和别的同学闹矛盾的时候，老师都会先批评乔治，为什么不把心思放在学习上，而对别的同学的过错视而不见。实际上，老师也在用自己的行动对乔治表达不满：因为你成绩差，所以我不喜欢你，要想被我喜欢，就得提升学习成绩才行。

母亲和老师对乔治的看法，对于小小的乔治来说，都代表着无法反抗的权威，他无可奈何，只能通过"认同"的方式将被挑剔的自己的部分内化。这样乔治的内在就分裂为两个部分：一个部分是他自身所拥有的、纯净而真实的自己；另一部分则是由母亲和老师等权威塑造的自己，这个"自己"是不被自己接纳的，是被挑剔的和排斥的。后者让成年后的乔治内心始终装了一个"魔鬼"：母亲和老师等权威形象的内化，时时刻刻在给自己找茬、挑自己毛病、觉得自己不够好、不能接纳自己不好的那一部分自己。

乔治成年后，虽然他早已离开了学校，远离了那位老师，母亲年纪也不小了，不再去批评他了，但是他们的行为却变成了一个魔鬼的形象，一直幽居在乔治的潜意识中，只要找到机会，便会冒出来对乔治进行各种攻击。而机会从哪里来呢？从外面的人际关系中来。

乔治在人际关系上，一直处于较为敏感的状态，外界对他稍加怀疑、批评或者排斥，他都会表现得异常愤怒。这种愤怒看似是朝向外部世界的，朝向那个批评、怀疑或者排斥他的朋友、同事、亲戚等人的，但实际上，这种愤怒是朝向他自己的：心中的那个喜欢批评自己的魔鬼被外界的质疑、批评或排斥所唤醒，然后开始各种挑剔自己，挑剔自己不够好，挑剔自己不被爱。痛恨外界不爱自己，同时也痛恨自己不被爱，这是在人际关系中，愤怒来源的一体两面。

在乔治的成长道路上，他似乎知道自己内心经常被一个魔鬼撕裂着，但他不明白这个魔鬼的真面目是怎样的，它究竟源于哪里，如何才能将它驱赶走。在很长一段时间里，他只知道和这个"魔鬼共舞"，听从潜意识这个魔鬼的指挥，时不时地向他人发脾气，还会时不时地挑剔、否定和指责自己。

那么，在现实中，乔治该如何去治愈自己呢？那就是学着去接纳内在那个被排斥的、不被接纳的"自己"，从而最终与完整的自我达成和解，慢慢地去剥夺魔鬼对自己的主导权。成年后的乔治，走进了心理咨询室，他要真正地治愈自己。

乔治问道：如何才能好好地接纳自己呢？

心理咨询师答："这是一条漫长的路，因为你习惯了二十多年的行为模式，不会在顷刻间就被瓦解。你可能需要通过一段新的良好关系，内射一个好的客体，从而试着去剥夺内在魔鬼的主导权。"

乔治问："那该是怎样的一种体验呢？"

心理咨询师道："你闭上眼睛，用心感受你内在的魔鬼是什么样的？"

乔治说："好像能看见，它是冷漠的、严苛的、张牙舞爪的……"

心理咨询师问："这很好。那你能看到被它批评和指责的自己是什么样的吗？"

乔治说："有些无助、害怕、慌乱和不知所措。"

心理咨询师问："那在当下，你最信任的人是谁呢？或者说，让你感到最舒服的人是谁呢？"

乔治说："是我现在的女友，她是个特别温柔的女人，无论遇到什么事，她总是会冲我笑，不过，我总是会在无意间伤害她。"

心理咨询师说："好的。那你现在就做一件事情，把这个魔鬼的形象换成女友的形象，看看是怎样的感受？"

乔治沉默了一会儿说道："貌似没有那么冷漠和无助了，心中好像有点光亮了，它只是冲着我笑，不再挑剔我了。"

心理咨询师说："对，就是这种体验。"

这只是一次简单的精神分析疗法，即帮助受伤者去感受和发现藏在潜意识中的"魔鬼"，并且通过置换角色，帮助受伤者重新获得一种内在自我整合的体验。当然，有一次这样的体验，并不一定能根治内心的魔鬼，但是想要与魔鬼和解，总要先看到它，才能慢慢地驯化它。如果你与乔治一样，总因无法自我接纳而被冲突困扰，希望你也有能力看到自己内心的魔鬼，并和它说上一句：我不需要你再继续来审判我、挑剔我和指责我了，我觉得自己真的很不错。

换位思考，让心情变美好

不过度地压抑自身的负面情绪，还需要有换位思考的能力。在现实生活中，我们感到焦虑、痛苦、愤怒往往不是源于问题本身，而是因为我们过度坚持自己对问题的看法。不同的人在看待事情时的角度也往往截然不同，站在他人的视角对自我观点、自我做法进行审视，是回避痛苦、减少挫折的可行方法。

今年 14 岁的凯瑞问老师："我如何才能成为一个让自己愉快，也能带给别人快乐的人呢？"

"首先要把自己当成别人。这样当你欣喜若狂时，把自己当成别人，那些狂喜也会变得平和一些。"老师接着说："其次要把别人当成自己。这样就可以真正同情别人的不幸，理解别人的需要，而且在别人需要帮助的时候给予最恰当的帮助。最后，把别人当成别人，即充分尊重每个人的独立性，在任何情形下都不要侵犯他人的核心领地。"

这个对话揭示了人对自己的认识过程，这是一个从自我本位向他人本位转移的过程，而且实现这一过程需要的条件就是换位思考。其实，所谓的换位思考，就是从对方的立场和角度去考虑问题。在现实生活中，需要我们换位思考的问题比比皆是，家长与老师、老师与学生、批评者与被批评者、上级与下级、干部与群众等。如果凡事都能换位思考，站在他人的位置上考虑问题、处理事情、解决矛盾，那么，人与人之间便会多一分和谐，少一分气愤。

《马太福音》中说："你们愿意别人怎样待你，你们也要怎样待人。"换位思考是人类经过长期博弈，付出惨重代价后总结出的黄金法则。没有人是一座孤岛，社会是一个利益共同体。我们不能用自己的左手去伤右手，我们是同一棵树上的叶和果。克鲁泡特金在《互助论》中曾说：只有互助性强的生物群才能生存，对人类而言，换位思考是互助的前提。

一位哲人说，大部分时间里，人与人之间的争吵，是可以避免的，其万能的法宝就是学会换位思考，让自己经常站在他人的角度去想一想。在日常生活与工作中，难免会遇到意见不同甚至对立的一面，双方应本着商量与探讨的原则去解决问题，唯有如此，才能让误会与憎恨减少。

一、拥有辨别对错、是非的能力

进行换位思考，首先要拥有辨别对错、是非的能力。不同的环境、人生观与不同的思维方式甚至于不同的身份，都决定了个人思考角度的不同。要想在纷繁复杂的社会中进行准确的换位思考，首先一定要提升个人能力，让自己拥有对与错、是与非的辨别能力，唯有如此，才能在进行换位思考时，不致让自己被各类情绪所影响。

二、先冷静，再换位

进行正常的思难的前提是让自己清醒和冷静下来。换位思考并非在任何一种环境下都能够做到。一般情况下，一旦受到他人的观点、看法的冲击，人很容易被情感冲昏头脑。为了找回自己所期望的状态，往往会过度坚持自己的意见——哪怕这种意见本身是错误的。

三、认识到自我思维的局限性

所谓的换位思考，即主观地站在对立面的角度去考虑、发现问题或者观点的正确性，避免因为考虑问题的主观性，使自己的观点缺乏客观的普遍性，产生片面的结果或者决策。在思维的主观与客观间，我们应该明确地认识到自我思维拥有着片面、独断的特点，可能自己的某些想法与思维还存在着不具备现实可行性的方面，而换位思考则可以使自己观点中的主观性进一步淡化，进一步全面认识自我观点，使其更容易被普遍接受。

四、换位思考并非代表全盘接受他人的观点

当你利用自身智慧与常识发现对方的观点是错误的时候，你完全可以坦然告之；而当你站在对方的立场上考虑问题，发现对方观点存在的合理性，再将这些观点进行整合，则更有利于你获得全面的观点。当你不断地与他人进行观点交换时，你的观点会日趋成熟、日益具备客观性，别人也会更容易接受你的观点。

偶尔将你的人生进行"格式化"

快节奏的生活中，我们每天都要面对太多的事情，有意料之中的，有意想不到的；有积极的、顺利的，也有消极的、不顺的。我们的心灵每天都在接受着巨大的考验，承受太多现实的东西。时间一久，整个人就会跟着乱起来，难受的事情、不愉快的记忆，如灰尘一般积聚在心里，就如房间堆满了杂物而变得杂乱无章，使人心烦意乱，焦虑难安。长时间地处于这种状态中，很容易陷入抑郁，拖垮我们的精神。

实际上，在生活中，如果你有以上的这些"症状"，就要学着将自己的人生"格式化"，即主动放下原本的工作或者生活，去寻找另外一种新的生活，将心中的"垃圾"彻底清除干净，使自己得到解脱，以更好的精力和心态面对当下的生活，重新焕发出对生活的热爱和激情，从而避免被各种凌乱的负面情绪拖入抑郁之中。

福斯特是美国哈佛大学的校长，她在北京大学访问之时，向大家讲述了一段自己的亲身经历：

"有一年，我在实验室里待了很久，因为一个研究课题中的细节搞得我心烦气躁，整个人都快崩溃了，我不知道如何让自己的工作继续下去。就这样持续了一个月，我完全不在状态，工作效率极低，人也越来越烦躁、焦虑，失眠也找上了我。那时的我知道，自己距离抑郁应该不远了。于是，几天后，我就向学校请了三个月的假，然后告诉我的家人，不要问我要去什么地方，因为我也不清楚自己会到哪里。这样做是因为我厌倦了多年来日复一日单调的工作，想做些自己想做的事情。"

"于是，我便只身一人去了美国南部的农村，趁着假期去尝试过一种全新的生活。在那里，我做着各种各样的工作，到农场去打工、给饭店刷盘子。和农民们一起在田地里做工时，我背着老板躲在角落里抽烟，或和工友偷懒聊天，这让我有一种前所未有的愉悦。"

最后，她还说到了一件有趣的事情：在回家的途中，她在一家餐厅找到一份刷盘子的工作，只干了四个小时，老板就把她叫了过来，给她结了账，并对她说："可怜的老太太，你刷盘子刷得太慢了，你被解雇了。"于是，这个"可怜的老太太"重新回到哈佛，回到自己熟悉的工作环境后，她觉得以往再熟悉不过的东西都变得新鲜有趣起来，工作成为一种全新的享受。

最后，她说："那三个月的经历，像一个淘气的孩子搞了一次恶作剧一样，新鲜而刺激。有了这次经历之后，一切在我眼里就如同儿童眼里的世界，一切都充满乐趣，也不自觉地清理了原来心中积攒多年的'垃圾'。"

人的心理和身体一样，每天都会产生很多灰尘、垃圾，我们要学会及时清除，这不仅有益于心理健康，也为身体健康买了一道保险。情绪疾病有时候比心理疾病更可怕，因此我们在心情烦躁的时候，就要懂得给自己的生活更换一个新的频道，将自己的生活"格式化"。当生活重新"归零"后，我们就能以全新的姿态充满激情地面对接下来的生活。

另外，在生活中，当工作压力过大或者遇到不顺的事情时，千万不要将之积压在心底，要懂得给坏情绪找一个宣泄的出口，比如可以找好朋友聊聊天，倾吐自己的怨气，可以听听音乐，到野外走走，以舒缓自己的负面情绪。

不固执，少与他人计较

现实中，多数的负面情绪是由固执的个性带来的。许多个性固执者，事事爱与人计较，凡事爱钻牛角尖，是抑郁症的高发人群。对于这类人群而言，凡事都不能使他们顺心，每天都生活在纠结、焦虑不安与愁苦之中。这样的人，思维是单向的、封闭的、经验型的，他们不是和别人争论，就是和自己较劲，因而会让自己经常处于不良的情绪状态之中，也经常搞不好人际关系。而不和谐的人际关系，也是滋生抑郁症的温床。

董辉是中关村某高科技公司的销售总监，工作能力强，几年来，他带领他的手下做出了出色的业绩。但他却是个不受领导和下属欢迎的人，因为他个性固执，事事爱钻牛角尖，也常常爱在小事上与人计较。

有一次，他让助理为他处理一张市场调查的报表，因为时间仓促，助理不小心把一个城市的销售额漏掉了，他发现后，丝毫不留情面，当着众多同事的面对助理大发脾气，旁边的同事劝他消消气，而他却丝毫听不进去，将助理平时工作马虎的习惯好好地训斥了一番，助理也为此辞了职。

有时候，董辉还会钻领导的牛角尖，会为了一点小问题与领导争得面红耳赤。他明白，与领导发生冲突对自己没好处，但还是控制不了自己。当然了，他对工作是极其认真的，几乎没出过什么差错，即便是一件极小的事情，他都会将之处理得十分完美。其实，他自己也不想在一些小事情上浪费时间，花费太多的精力。但是，他一看到那些事情做得不合他的心意，就会心中不安，然后对人大发脾气。尤其是最近，他自己也时常感觉自己的心中像压了块石头似的，每天都惴惴不安，心神不宁，而且几乎夜夜失眠，大把大把地掉头发……无奈之下，他到医院做了检查，最终被确诊为抑郁症。

董辉的固执多源于他对完美的向往。在工作中，他根本不能容忍缺点和缺陷，一发现有不完美的地方，心里就会过不去，甚至动怒，哪怕是一件极小的、无关紧要的事。固执的人，除了有完美主义倾向，情绪也是极为固执的，认定的事情就认为它是不可动摇的了，对别人缺乏基本的信赖感，只要别人与他意见不合，便会对之产生敌意和怀疑，常因为一些小事与人闹得不开心。在长久地被负面情绪袭扰的情况下，抑郁自然便找上门来了。

固执对于人的身心健康是十分不利的，要改变自己固执的个性，远离焦虑不安的情绪，就要学会自我调节。

一、拒绝完美，善于取舍

要知道，如果将工作中所有的事情都做到尽善尽美，不仅会影响工作效率，而且还会消耗掉自己大量的精力，而在这种情况下，就不可能让工作达到完美了，尤其是对于那些重大的事情。要将工作做到真正的完美，就要善于取舍，将那些不必要的、不重要的事情放下，这样就可以把自己的主要精力放在一些重要的事情上，达到预定的目标。

二、矫正自身的思维方式

要走出牛角尖，其实最主要的就是要改变自己不良的思维方式，要增强思维的灵活性，什么事物都不是铁板一块，一成不变的。同时，在思考的时候，还要尽量地少用"必须""只能""唯一""一定"这类反映绝对倾向的字眼，以防自己走入死胡同。

三、换个思路解决问题

人在一味追究原因的时候，往往会失去判断力，解决不了根本的问题。如果能换个角度去看问题，也许会收到不一样的效果。要知道，解决同一问题的方法是多种多样的，而且路线也不一定都是直线式的。有时候从多个角度观察问题，另辟蹊径考虑对策，有些难题就能够得到解决。

四、多参加大型的公共活动

固执的人大多是思维方式不灵活的人。对此，可以多抽空参加一些大型的公共活动，开阔自己的视野和心胸，改变自己固执的行为。

别用想象力去"炮制"忧虑

在现实中，还有一种抑郁者，他们经常使自己处于内疚、自责的状态，尤其在做错事情时，或者自认为做错事情时，其内心就会产生内疚、羞愧以及自卑感。这些负面情绪会不断地撕扯他们的内在，消耗他们的能量，极容易将他们拖入抑郁中。实际上，多数时候内疚、羞愧及自卑感，都是对自身良心的惩罚。比如，我们会为在上司面前说错话而忧虑不止；会为自己曾经做过的错事而羞愧难当；会为自己内心的一些不道德的想法而焦躁不已等。这些都是个性太过敏感或者太过追求完美造成的，是完全由想象力"炮制"出来的。

露西在上海某机关单位做人事工作，这份工作待遇十分好，得来也不容易，因此她入职后就十分珍惜，想好好地在岗位上大干一番。但是，对于自己能否真正做好这份工作，她心里没有底。

在与领导的一次谈话中，她得知自己其实是被领导重视的为数不多的员工之一。自那之后，她感觉自己的责任也更大了。在工作中，她一方面认认真真、兢兢业业，而另一方面则是提心吊胆、惴惴不安，总怕出错。由于她的这种小心谨慎，工作几乎没有出现过差错。但是，她的这种做法，给自己带来了极为严重的心理负担，每天时不时地会感到焦虑不已。尤其是在向领导汇报工作时，在听到领导给她提工作建议时，她就会战战兢兢，觉得心都快要跳到嗓子眼儿了。若是领导稍微看她一眼，她就会担心是不是自己哪里出了差错。刚开始，她也只是见领导时会紧张，后来在见到同事时，也会觉得紧张和焦虑。别人说一点什么，或者皱一下眉头，她便会紧张得不得了，有时两条腿甚至会禁不住打颤，心里总想着自己的表现是不是不够完美。正是她的这种敏感性，使她经常处于极度的焦虑之中，夜里失眠也是常有的事情，头发脱落得比之前更为严重了。

119

每到周一早上去上班的时候，她的心里都极度痛苦，不想去上班。渐渐地，她对工作也失去了兴趣，不知如何是好。她自己也清楚，这样下去，她迟早是会被辞退的。与其等着被辞退，不如自己主动辞职算了。但这份工作带给她的收入不菲，她又舍不得丢掉。在无奈之中，她走进了心理咨询室。

心理医生在与露西交谈中了解到，她自小就是一个特别乖巧、懂事的孩子，父母对她也没操过心。从小学、中学一直到大学，她成绩都很好，人生也很顺利，几乎没遇到过什么挫折。但是，露西对自己的评价却是这样的：第一，总觉得自己的能力不够；第二，总害怕自己出错，担心自己做不好事情；第三，特别害怕被别人批评。

露西的焦虑多半是自己酝酿出来的，而不是客观环境造成的。心理学上有这样一种说法，如果一棵树早年的时候被砍掉了一根树梢，那几年后被砍的地方就会留下一个疤痕，长出一个疙瘩来，而这个地方的木质纹理就会变得更密实和结实。砍掉的一个树杈可以使树变得更为粗壮，人的经历亦是如此。如果一个人自小受过一些挫折，如父母的批评、学习上的打击以及其他一些不如意的经历等，那么他的抗挫折能力就会强一些。而那些一直很顺利、没有遭受过挫折的人，一旦遇到挫折就会不知所措。他们总是害怕自己出错或者失败，会特别地在乎自己的面子，不相信自己能够战胜困难，稍稍遇到阻力就会过分紧张和谨慎，结果让自己陷入焦虑的情绪中。而多数道德型焦虑的人，都有类似的心理经历。由于人生过得太过顺畅，或者对事与物过分地追求完美，他们很容易陷入自责、内疚或羞愧等负面情绪之中。

当然，要消除道德型焦虑，关键要从自身的心理层面入手。具体可以尝试以下几种方法。

1. 用笔将内心的想法写出来，然后再仔细地分清楚焦虑的深层次原因是什么。比如，上述故事中的露西，她的焦虑主要源于猜疑和担忧，而这些猜疑和担忧很多时候并不会真的发生。如果她能将这些写出来，再以现实的角度去认清问题本质，那内心的焦虑感就会减轻。

2. 做"最坏"的打算，学会放松。过于紧张的人总是担心会有什么样的事情发生，总是会不断提醒自己处处要小心，步步要谨慎。其实，这样只会影响自己的心情与工作效率。对此，在做事情的时候可以将自己所担心的事情列出来，然后对自己说："没什么大不了的，即便有些不完美，天也不会塌下来，自己的这些担心都是多余的……"这样来安慰自己就能缓解紧张的情绪了。

另外，在担心、紧张的时候，可以在自己的手上套一个橡皮筋，弹一下自己的手臂，对自己说："紧张见鬼去吧，豁出去了！"这样去做，紧张的情绪就会得到缓解了。

3. 将"担心"变成"行动"。如果特别害怕自己会出错，那么就应该想一想如何才能避免出错。可以拿张纸，把自己应该做的事情都一一列出来，然后按照上面的内容去做，既可以转移自己的注意力，同时也不会过于担心了。

另外，肌肉在紧张的时候，大脑可以得到休息。如果每天下班后能进行 30 分钟的有氧运动，便可以有效地缓解紧张的情绪，改变敏感的性格。

总之，你要记住，烦恼和压力都是自己心里"炮制"出来的，你说有，它就存在，你说没有，它便会消失。只要你心中认定它不存在，那么，它也不会再来烦你了。

不要假装做"自己"

随着现代生活压力的增大，每个人都想获得他人的认可和肯定，我们总是违心地在他人面前呈现出完美的样子：明明我们不善交际，却要将自己装扮成光彩照人的样子，假装去与他人打成一片；明明自己不情愿，但为了扮演"好人"的形象，违心地答应别人的一些诉求；内心其实很痛苦，却要在脸上装出一副心情大好的样子……最终搞得自己身心疲惫，离真实的自己越来越远，内心也常在纠结、无奈中痛苦不堪。长久处于这种状态中，极容易扭曲真实的"自我"，让自己陷入疲累中，从而被抑郁纠缠。

今年36岁的刘洋是上海一家大型企业的法律顾问，如今的他家庭和谐，事业有成，可他内心却感受不到丝毫的快乐。以前的他乐于助人的，在上司眼中是踏实肯干、值得信赖的员工；在同事眼中，是乐于助人，内心善良的合作伙伴；在下属眼中，也是和蔼可亲的好领导。工作十几年了，刘洋一直都尽最大的努力，试着给周围的人留下一个好印象。但实际上，他几乎是每时每刻都处于痛苦和纠结中的人。他无法独处，因独处时会感到致命的孤独，这份孤独感让他窒息，让他觉得生活没有任何意义。在这种状态的折磨下，刘洋患上了严重的神经衰弱，每天只能睡上几个小时。无奈之下，他走进了心理咨询室。

他对心理咨询师说出了心中的苦闷："我最接受不了的就是拒绝别人后，别人对自己表现出的那种失落、绝望的样子。因此，无论在工作还是在生活中，我对领导和同事都是有求必应，我让他们高兴了，却经常会让自己陷入绝望和无奈中。尤其是夜深人静的时候，我时常会感到孤独难耐，觉得周围没有一个可以说真心话的人……"对此，心理咨询师说："这主要是因为你一直在否认那个孤独而不善交际的真实的自己，总觉得自己不应该是那个不完美的样子，并且，你的脑海中有一个完美的自己，你一直期待是那个样子，然后就在现实中违背真实的自己，扮演那个自己心中幻想中的'完美的样子'。"刘洋听后，点了点头，觉得心理咨询师分析的正是内心深处那个"纠结"的自己。

接下来，心理咨询师给刘洋开出了具体的治疗方案：去面对真实中不完美的自己，并且为人做事都要依自己的本心。刘洋按心理咨询师的说法去做，他完全凭借知觉和内心的真实感受去与人共处。他自如地选择，或者满足别人，或者拒绝别人，或者支配别人，或者顺应形势。他不再违心地去强颜欢笑，不再违心地参加自己厌烦的各种应酬……他的每一个行为都是自己内心发出的最为真实的声音。有意思的是，无论他如何改变，领导、同事、下属对他同样都有着极高的评价。这几天，他感到如释重负，感觉到了心灵真正的自由。此时的他也真切地感受到，以前的那种行为和状态是多么糟糕：既然自己明明可以活得轻松和自由，却为何偏偏坠入地狱般的感觉而无法自拔。

在现实生活中，多数人都有着如刘洋一般的经历：为了获得外界的认可，违心地扮演和维持着一个"完美的形象"，违心地做一些自己并不愿意做的事。在刘洋内心深处，一直不愿意接受自己最真实的样子——充满孤独、自卑，他渴望成为相反、完美的样子。他这样做，无非想得到别人的一句评价：那个人真不错。如此一来，他内心始终处于痛苦中，他的灵魂也是扭曲，生活也过得极其拧巴。

生活中，追求完美是人的一种心理特点，或者说是人的一种天性。按道理说，这并没有什么不好，人类也正是在这种追求中才不断地完善自己，创造出了这个五彩缤纷的世界。但是凡事都要适度，不要总是过于违背自己的本意，使心灵扭曲，否则，将会陷入无限的痛苦之中无法自拔。当然，要想拯救过于追求完美的自己，就要静下心来"重新审视自己，认识自己"，并开始学着接纳自己身上原来的"不完美"。要承认自己身上的缺点，拥抱那个并不完美的自己，并活回自己本来的面目，让心灵得到自由的释放，让自己也获得轻松、快乐。

痛苦时，懂得学会"自我安慰"

对于抑郁者来说，培养积极乐观的心态极为重要。生活中，每个人都可能会遇到诸多不顺心的事：因工作疏忽被公司解雇，因一句无意的话被朋友误解，孩子成绩下滑……当遇到这些，无人在意你的痛苦时，一定要学会自我安慰，否则，长时间沉浸于心理不平衡的状态，只会影响生理以及心理健康，极容易被拖入抑郁的沼泽中。

大风刮起了风沙，漫天都是。一个人走在路上，看不清楚远方，唯能看到离自己几米远的地方。他掏出火柴想点燃一支烟，就一边迎风划火，一边说道："点烟不过三，过三不点烟。"

但是三根火柴划过，刚划着就被大风吹灭，烟仍旧没点着。于是他便大声地说道："点烟不过七，过七不点烟！"于是，就又试着划了四根火柴，但是风实在是太大了，烟仍旧没能够点着。于是，他便轻声安慰自己说："管他三七二十一。"

点烟的人看似有些可笑，却有十分积极的一面。因为他在尽力后，在仍旧无力改变现实的时候，懂得自我安慰，让自己轻松很多。生活中，相信每个人都会遇到此类的小事，而且很容易被它所纠缠，有时甚至会让精神处于崩溃的边缘。

心理学家认为，人的自我评价的好恶主要来自自身价值的选择，当被消极的情绪所困扰的时候，可以试着改变正向思维，学着用反向思维思考，心情就会马上发生良性的变化，这也是懂得自我安慰者常用的方式。当烦恼来临的时候，与其在那里唉声叹气、惶惶不安，不如拿起心理调节的武器，从相反的角度去考虑问题，那么情况便会由阴转晴，自己就能彻底地从烦恼中解脱出来了。

在沙漠边缘住着两户人家，两户人家的女主人都很能干。她们住的这个地方，有时候会刮沙尘暴，沙尘暴一吹就是几天几夜。很多时候，风势很是强劲，很是猛烈，有时候会将周围的房子掩埋。沙尘暴还十分热，吹得人的头发似乎全部被烧焦了一般。因此，生活在沙漠周围的人都很烦恼。

面对无法改变的事实，这两户人家的女主人却很少抱怨，沙尘暴过后，她们会立刻展开行动，将家中所有的小羊羔都杀死，因为她们知道那些小羊羔反正是活不成了；而如果将小羊羔杀死，却可以挽救母羊。

之后，她们就将羊群赶到南边的绿洲中去喝水。所有这些行动都是在冷静中完成的，对于家中的损失，她们没有任何的忧虑和抱怨。

一位妇人经常这样说："就算我们损失了所有的一切，我们仍旧会感谢上帝，因为我们可以从头再来。"

那两位妇人在遇到灾难后，不愤怒、不抱怨，仍旧保持积极乐观的心境，这是因为她们懂得自我安慰。

在生活中，每个人都要学会自我安慰来排解心中的烦恼。人要尊重自然规律，面对社会现实。在无可奈何的情况下，要懂得放弃，顺势而为，懂得自我取乐，这是让自己避免痛苦，活得轻松的重要法宝。

俄国作家契诃夫这样写道："要是火柴在你口袋里燃烧起来了，那你应该高兴，而且还要感谢上苍，多亏你的口袋不是火药库。要是你的手指扎了一根刺，那你应该高兴。挺好，多亏这根刺不是扎在眼睛里。"懂得自我安慰的人，很容易在失败或者困境中降低自己的挫折感。世界上那么多人，每个人在自己的世界中都是巨大的，可是在别人眼里通常又是微不足道的。我们也许不能期许命运之神的特别眷顾，无法从外界得到救赎，但起码我们可以自我安慰。请记住：当你痛苦却又没人关注的时候，一定不要忘记，你还可以自己安慰自己。

痛苦本身并不存在，是你看问题的角度制造了痛苦

痛苦，是抑郁者最切身的体会。从心理学的角度分析，生活中的诸多痛苦本身并不存在，是人们看问题的角度制造了痛苦。比如，你失去一位亲人，这是痛苦吗？不是，这只是一个事实，围绕着这个事实所产生出来的情感体验才可能是痛苦。之所以说"可能"，是因为失去一个亲人并不必然带给一个人痛苦。比如古代的哲学家庄子，他在妻子逝世后鼓盆而

歌。友人惠施前来吊唁，看到庄子如此行为很是不满，于是指责他说："你的妻子与你一同生活，为你抚育孩子，如今老死，你不哭也就罢了反而鼓盆而歌，你太过分了吧？"庄子回答说："不是这样的。当她刚死的时候，我怎么能不悲伤呢？可是想想她，本来是没有生命的，不仅没有生命而且还没有形体，不仅没有形体而且还没有气息。夹杂在恍恍惚惚的境域之中，变着变着有了气，气再变就有了形体，形体再变就有了生命，现在又变而为死，这就好像春夏秋冬四季更迭一样。人家现在已经静静地安息在天地这个大房屋里，而我却呜呜地围着她啼哭，我以为这是不通达天命，所以也就停止了哭泣。"这表达了庄子的生死观，认为生与死不过是气的聚散，是合乎自然规律的变化，因此他觉得不必悲伤。

同一件事情，不同的看法便产生了不同的情感体验，有的痛哭流涕，有的则击鼓当歌。真正使人痛苦的，并非事情本身，而是看问题的角度。因此，当你因为外界的原因而陷入痛苦时，学着转变你看问题的角度。如果这个方法还是无法使你脱离痛苦，那不妨学着与痛苦握手言和。

一般情况下，我们在痛苦袭来时，都会采取麻木、逃避或者抗拒的态度。总之，我们会用各种办法来减轻内心的痛苦。但这样做，只会使痛苦的力量得以加强，不会减轻。正如德国哲学家埃克哈特·托利在其著作《当下的力量》中所说的那样："通常，当下所产生的痛苦都是对现状的抗拒，也就是无意识地去抗拒本然的某种形式。从思维的层面来说，这种抗拒以批判的形式存在；从情绪的层面来说，它又以负面情绪的形式显现。痛苦的程度取决于当下的抗拒程度以及对思维的认同程度。"根据托利的观点，人的痛苦，很大程度上源于对自己无法接受事物的抗拒，因此，要从根本上摆脱痛苦，就别以抗拒的态度去对待无法接纳的人或事，而是要懂得接纳痛苦，并与它握手言和。

今年30岁的艾比上周刚经历了一场痛苦，她的外祖父去世了，沉浸在痛苦中的她还未缓过劲来，她的外祖母也紧跟着离开了人世。艾比自小是外祖母带大的，与她的感情颇深。她上班后挣的第一笔工资就拿来为外祖母买了一件价格不菲的羊绒衫。这次外祖母的去世，对她的打击很大，她觉得世界上与自己最为亲近的人离自己而去了。

在被痛苦包围的日子里，艾比感到自己都快窒息了。尤其是每天夜里醒来，想到死去的外祖母，她的心似被锥子一针针地扎着一般。每天似丢了魂似的，上班丝毫提不起精神来，业绩也下滑了许多，已经被领导约谈过很多次了，但她丝毫走不出痛苦的阴影。刚开始，她对痛苦持抗拒的态度，每天都告诫自己：不能再这样了，否则会把自己毁掉的。与人交流时，她都是强颜欢笑，努力不让别人看到她内心的悲伤。但感觉痛苦却没有消减。对此，闺蜜肖琳告诉她，刻意用自控力去压抑痛苦，不仅不能使其消减，而且还会使其变本加厉，让她学着运用平和的方法与痛苦握手言和。

在接下来的时间里，艾比开始学着与痛苦相处。一天上班后她腾出了一些时间静下来，让所有难受的感觉慢慢地浸入她身体的每一个细胞，然后闭上眼睛用心地去觉察它、体验它。半个小时后，她便感觉到痛苦正在她的体内融解并转化，以平静结束。一周后，痛苦果然彻底从她体内消失了。自那之后，她知道那种失去亲人的痛苦再也不会以之前的方式出现了，因为她以冥想的方式彻底与之达成了和解。

当你感到痛苦时，痛苦与你自然是一体的。如若以抗拒的态度去对待它，痛苦就会从你的人格中分裂出来，成为重要的"异己"，与你的内心进行对抗，使你陷入越来越深的痛苦中。

肯·威尔伯是美国著名的心理学家，他的妻子因患乳腺癌而去世。他的妻子在得知自己患了癌后，意识到自身的愤怒情绪是导致她患癌的原因之一，自此之后，她一味地与愤怒对抗，试图去消灭愤怒，致使"愤怒"的"异己"不停地与之对抗，最终导致病情加重。由此可见，当人试图去抗拒一种力量的时候，身体就会被分裂成两个"部分"，而且这两个部分会不停地打架、对抗、消耗，致使人陷入更为愤怒或痛苦的状态之中。因此，对待痛苦、愤怒等负面情绪，不要一味地与之抗拒，而应该以接纳的态度与其共存，然后在体验和感受中，慢慢地与之握手言和，从而使自己真正地从中得以解脱。

别背负婚姻失败的伤

朱莉在两年前离了婚，自此之后，她一直无法走出离婚的阴影。两年来，她几乎没露出过笑脸，每当看到朋友甜蜜的样子，她便会泪流满面。她会说："无论是闭上眼睛还是睁着眼睛，事情就好像发生在昨天一般，怎么也抹不去。"

因为始终无法走出悲伤的情绪，她患上了极为严重的抑郁症。于是，她只好辞掉工作，在家静心调养。这时，一位没有婚姻经历的小伙子，看到朱莉如此憔悴，心生怜爱，便走近了她的身旁。这位小伙子，是在以往的工作接触中，爱上她的温柔和善良的。后来，他陪着朱莉度过了一段艰难的抑郁时光，帮助她摆脱抑郁的纠缠。就这样，一年后朱莉的病情有了好转，但情绪还是处于不稳定的状态。于是，小伙子向她提出回家见见父母，把婚事定下来，她却犹豫不决，虽然最后同意了，但那一天她还是失约没有出现。最后，小伙子只好黯然离开。

离婚的伤害是刻骨铭心的，毕竟两人并肩携手走过一段人生最缤纷的岁月，生活的点点滴滴早已经刻在记忆中了。可人生不会因为一段婚姻的终止而终止，不会因为不爱了就没有希望了。人的一生难免有伤痛，但不要因为一场失败的婚姻毁了自己一辈子的幸福。生活是一条向前流淌的河流，只能向前不能回头。面对已经失去的感情，唯有及时舍弃，然后快乐、勇敢地走好以后的路，才是积极的人生态度，才有可能伸手触及未来的幸福。朱莉正是因为不懂得及时放弃，才错失了一段美好的感情。

刘怡是一个洒脱的女人，虽然几年前她已与丈夫分道扬镳了，但是，她依然过得快乐十足。她说："离婚了还要继续生活，并且还要生活得更好。"在这样的心态下，她很快走出了阴影。她说："曾经觉得离婚是头可怕的野兽，让我心力交瘁，不知如何去应付。曾经一家三口的"金三角"就这样缺了一个角。早已经习惯了的呼吸甚至烦腻的鼾声就那样从耳边消逝了，谁孤身一人躺在偌大的床的一隅不会暗自流泪？现在想来觉得没什么，其实当初我也哭过，闹过。曾经的誓言随风而逝，十几年的婚姻从满怀热忱到充满无奈，以至之后的崩溃瓦解，从亲密的知心爱人变成淡如陌生人甚至怒目而视，柴米油盐终究抵不过霓虹处的温柔软语。我也恨啊，却不知道究竟恨什么，只是哭过之后倦了，累了，所以就散了。不爱就不爱了，茫茫长路我还得自己好好地走啊！"

人生的路不是一帆风顺的，总会有突如其来的变故，婚姻也是如此，我们一定要及时调整好心态，以淡然的心态去面对婚姻失败的伤，以积极乐观的态度去面对以后的人生道路，如此才能让人生不留遗憾。

要知道，人生的道路是不可逆转的，过一天就少一天。放弃追求的幸福和快乐，背负着过去的痛苦走完一生真的是不值得。事情终究过去了，痛苦也成为永久的过往了，一切后悔与叹息都于事无补了，如果一味地折磨自己，你会失去更多。

因此，从现在开始，我们要以积极的心态去把握今天，不要总是沉浸在过往的回忆之中，当过去的痛苦袭上心头时，一定要有意识地多做些运动、听听音乐，或做做家务、找朋友聊聊天等，以此来转移负面情绪，改变心态，使自己尽快乐观起来。要坚信，疼痛只是暂时的，下一站幸福就在不远的将来等着我们。

遭遇不幸，先要学着去接纳

天有不测风云，人有旦夕祸福。生命似一场马拉松，每个人在奔跑的过程中都会遇到这样或那样的不幸。面对这些，多数人会选择抱怨、抗拒，觉得老天对自己如此不公。如果这样，只会将自己拖入长久的痛苦中无法自拔，进而将自己拖入抑郁的泥潭中。实际上，当不幸降临，与其抗拒、纠结、痛苦，不如承认事实已经如此，然后学着去接纳和拥抱痛苦，等消极的情绪一过，你便会发现自己变得更强大了。

刘冲在几个月前被查出有患胃癌的可能性，医生告诉她当下的状况很危险。当时的她走出医院时，整个人一瞬间崩溃了，支撑着自己的神经一下子就崩塌了，拖着酥软的身躯回到了家。从医院到家其实只有一小段路，但她却觉得自己走了很久。内心除了伤心，还有不肯相信，同时还有埋怨和质疑："为什么会是我？"

不相信，很痛苦，在三个月的时间里，她都是在这种状态中度过的。她曾向朋友倾诉道："你知道那种感觉吗？在那种状态下，身边所有的亲人都在安慰自己说不要害怕，一定会没事的。但我根本听不进去，整个人好似与世隔绝了一般。总觉得自己好似一个人处于黑暗之中，前面没有任何的光亮。"

带着"为何会发生在我身上，为什么是我？"的埋怨与质疑，她向一位有名的中医询问医治的方法。她先向这位医生倾诉了自己内心的恐慌和痛苦，这位老中医从她愁苦的脸上读出了其内心的焦虑，便对她说："你的这种病就是心态出了问题，很多人都是被自己吓倒了，然后早早地放弃自己，结束了还可持续的生命。你现在想去上班就去上班，一切照常，只不过作息要有规律，要按时吃饭，不要顾虑太多。"这位老中医的话让她开始思考关于自己面对疾病的心态问题。在痛苦的坚持中，突然有一天她在思考与冥想阅读中领悟了："我要好好地接纳自己身上发生的一切，别人又不能替我，与其每天生活在恐惧和慌乱中，不如开开心心地去面对。时间都是一样的，痛苦恐慌可以过一天，开心也是过一天。痛苦与恐慌不能解决任何问题，还不如好好珍惜剩下的时光，去做些自己想做的事情。不健康的胃是我身体的一部分，我应该好好地与它相处，好好地拥抱它，积极地去面对它。在我32岁的这一年，我知道了自己的身体状况，而不是到后来才知道，这也是一种庆幸，这样我就有时间将危险降到最低，同时也让我更加珍爱生命。"

刘冲的这些话，字字透着坚强，让人佩服她的坚持与开阔。

的确，当人遭遇不幸时，恐惧、慌乱、痛苦、烦恼是无法从根本上解决难题的，与其如此活活地折磨自己，不如学着与自己和解，与"不幸"的自己好好相处，拥抱不幸，将它们看成丰富你生命的一种历练，这样你便可以安然且平静地度过不幸。

作家史铁生大半生都在忍受病痛的折磨，他曾经在散文中写道："生病让人一步步懂得满足。发烧了，才知道不发烧的日子多么清爽。咳嗽了，才体会不咳嗽的嗓子多么安详。刚坐上轮椅时，我老想，不能直立行走岂不是把人的特点搞丢了？便觉天昏地暗。等又生出褥疮，一连数日只能歪七扭八地躺着，才看见端坐的日子其实多么晴朗。后来又患尿毒症，经常昏昏然不能思想，就更加怀恋起往日时光。终于醒悟：其实每时每刻我们都是幸运的，因为任何灾难的前面都可能再加一个'更'字。"他的这种对待灾难的态度，已经达到了一种境界。史铁生因为下肢瘫痪而长年依靠轮椅生活，这是他比常人更不幸之处。但正因为如此，他才比正常人更加深切地感受和意识到身体的存在。由于行动不便，社交也少了，他才得以有更多的时间与自身相处。常年备受疾病的折磨而旷日持久地与死亡进行抗争，使他对生死的领悟达到了一般人所不能企及的深度。他曾经说过，当痛苦一天天地逼近，你唯一能做的就是臣服，无条件地接受，并且好好地拥抱那个痛苦的自己，如此才能做到：身苦，心不苦。

第五章　Chapter 5

情绪调整法：
将抑郁消灭在萌芽状态

　　抑郁是一种心理疾病，多是内在情绪失调所导致的。因此，要缓解或者预防抑郁，就要懂得调整自我内在的情绪。作家吴淡如曾说，了解我们内在情绪的运作规律，是我们保持和掌控自我情绪的有效方法。本章从情绪认知的角度出发，让读者了解自我情绪的运行规律，探索自身情绪的来源，知晓自己的情绪变化规律，从而运用科学的方法去缓解抑郁，甚至将抑郁消灭在萌芽状态。

让你的情绪流动起来

多数人陷入抑郁，与长时间陷入思维误区有关。他们在遇到生活难题时，总是先以否认的态度对待它。确切地说，一旦他们陷入痛苦中时，首先会去"否定"或者"排斥"悲剧的发生。要具体理解这一点，我们先看一个故事。

一位王子流落在外，士兵历经千辛万苦找到了他，要带他去见国王。在离开之前，士兵告诉王子说："赶紧离开这个破烂的小屋吧!"，然后一把火点燃了王子苦心搭建的，并且生活了许久的小破屋。

看着眼前的小破屋被烧成灰烬，王子悲痛极了。士兵们不知王子为何悲伤，他们便向王子讲述王宫里的奢华生活，想让他高兴起来。但王子一点也听不进去，继续沉浸于悲伤中无法自拔。

这个故事蕴含许多智慧，一是我们经常会忽视自己的真实身份，只看到眼前暂时的缺失和限制，迷失在不必要的痛苦中。就像王子本是富贵之身，却总惦记着自己暂时失去的那个破旧的小屋。二是我们对原有事物极容易形成依恋。就如王子一般，他的痛苦在于他对自己破旧的小屋形成了依恋，就算知道自己能获得比小破屋更好的居住地，他仍旧摆脱不了失去的悲伤。实际上，在现实生活中，我们多数人无不在演绎着王子的悲伤与痛苦。一是眼睛只盯着眼前暂时失去的，对自己可能获得的视而不见。二是原本的生活轨迹被打破，因而陷入悲伤。那么，在现实生活中，王子该如何摆脱悲伤呢？

近代精神病学家伊丽莎白·库伯勒·罗斯博士将人的悲伤或哀伤的过程分为五个步骤。

其一，首先去否认，即不愿意承认悲剧已经发生在自己身上，会觉得

"这不会发生在我身上"。其二，感受到愤怒，即气愤异常想去反击，或去指责他人，试图将责任转嫁到他人身上来转移或缓解自己的痛苦。其三，讨价还价，即采用乞求、许愿、祈祷等方式，渴望事实能够改变，以缓解悲伤或痛苦的心情。其四，感到沮丧，即开始陷入强烈的无助、沮丧和痛苦状态中。其五，接受事实，即意识到事实已经无法改变，然后慢慢地面对现实，变得更为坚强。这也表明真正走出了哀伤，可以向前看了。

这五个步骤告诉我们，当痛苦、悲伤向我们袭来，我们一般会经历以上的心路历程，多数人也只有经历了上述历程，才能真正走出悲伤。这也意味着，当我们能够坦然接受悲惨的事实，不再去否认，也不再与这些无法改变的事实较劲的时候，我们的心理能量便能获得释放，重新找到自我。

柳眉曾经因为失恋患上了抑郁症，她最终能从中走出来，是因为畅快淋漓的哭泣。

柳眉是个重感情的女孩，她曾为自己的男友付出了许多，可男友却突然"人间蒸发"。这对柳眉的打击很大，她不知道为何男友说都不说一声便与自己分手，更不理解他的"不辞而别"，而这些疑问也是她不愿意接受分手真相的原因。

更重要的是，分手带来的被抛弃感，让柳眉想到自己小时候的经历：父母重男轻女，对她关心很少，她总是去故意讨好父母，为了让父母高兴，她还努力学习，以获得他们的肯定。她自小就觉得自己是不值得爱的人，这次分手又激起她童年的糟糕回忆，因此一下子很难去承受。在抑郁中度过了一段时日，她整天意志消沉，吃不下饭，睡不着觉，也不上班，不与周围的任何人交流……终于有一天，好友去看她，她当着朋友的面畅快地痛哭了一场。之后几周时间，她开始接受了自己和他分手的事实，同时还下定决心爱自己。她说，虽然别人不爱自己，但自己会好好爱自己。

听她这么说，朋友便觉得她从抑郁中走出来了。

对于柳眉来说，为何大哭一场，便可以从人生痛苦中走出来呢？精神分析师认为，任何丧失都会导致哀伤，让哀伤的情绪情感自然流动，最终在情绪过程、身体过程和头脑过程都接受这份丧失的发生，这个完整的过程就是哀伤的过程。这也意味着，柳眉让自己的悲伤情绪流动了起来，完成了哀伤的过程，进而告别了悲惨的过去。

不可否认的是，丧失或偶尔的失去，会让人陷入悲伤中，但有些人不会为此感到悲伤，这就等于阻断了导致悲伤的过程，如此一来就会有心理能量淤积下来。当"丧失或偶尔的失去"变得越来越多，内在淤积着的心理能量就会越多，于是便会构成一个"情结"。接下来，就会导致各种各样的心理问题，而让悲伤的情绪自由地流动，就会打开这个淤积的能量之结，让卡住的能量释放出来，这将是认知上的重大突破。

就像上述事例中的柳眉，她在未曾大哭之前，总是会莫名地掉眼泪，吃不下，睡不着，意志消沉，这正是她患上抑郁症的"情结"。而在她真切、纯粹地哭泣过后，她的悲伤流动了起来，心理能量也被释放出来，于是她变成了"要爱自己"的那个人。

在现实生活中，很多人在遇到"丧失"时不会悲伤，是因为不习惯，或者不允许。就像柳眉一样，她自小就学会了察言观色，习惯了围绕他人尤其是父母的感觉"转"。在进入恋爱中以后，她害怕被抛弃，几乎围绕着男友的感觉"转"，她忘记了自己悲伤的感觉，也不习惯将悲伤表达或发泄出来。因此，当被男友"分手"时，她将自己"封闭"起来，压抑着内在悲伤的情绪，而正是她对这种情绪的压制，致使悲伤这种情绪的力量变强了，进而让她的抑郁越来越严重。而在她的悲伤情绪流动起来后，即泪水就像心灵的洪水，冲垮了她在心中建立的各种各样的墙，心理能量获得释放，于是注意力重新回到自己身上，进而从抑郁中解脱了出来。

除了让悲伤流动起来外，像愤怒、恐惧和内疚等情绪，我们也要让之流动起来，因为只有流动，才能更好地减弱这些负面情绪的能量，进而使自己获得解脱。在现实中，很多人都有一个错误的认知，那就是觉得负面情绪都是负能量，应该被压制、抛弃，实际上，负面情绪与我们的正面情绪一样，都是人性的重要组成部分，都应该被我们所接纳。

压制情绪，就是在"攻击"自己

走出抑郁的第一步，就是要对情绪有个正确的认知，即不压制情绪，而是让它流动起来。否则一味地压制它，只会损害我们的身心健康，将我们拖入更深的抑郁中。

心灵作家张德芬说："情绪是一种能量，无论正面或负面。情绪的英文 emotion 来自拉丁文动词 emovere，意思是'使动'。情绪通常怎么来就会怎么走，因为它是流动的。只要你能够体察到它，并且不执着，当下就能化解。"这就告诉我们，情绪是一种流动的内在能量，当限制它流动时，即我们通常所说的"忍"、抑制或压制，它就极难得以疏通。很多时候，过度的忍，即被我们强行压制下的情绪，会反过来"攻击"自己。

据统计，目前由于不懂得疏解情绪造成的疾病已达到 200 多种。有研究指出，70% 以上的人最终还会遭受到强烈情绪对身体器官的"攻击"。

情绪致病主要有两种情况：一是情绪波动太大，过于激烈。如狂喜、暴怒、骤惊、恐惧等，往往会迅速致病伤人。《范进中举》这篇课文中描述了范进中举后喜极而疯的故事，生活中也有很多因过喜而致疯、因惊恐而吓死、因暴怒而引起脑出血的实例。二是情绪波动强度虽然不大、不烈，但是波动持续时间过长、过久。如长时间的悲伤、忧虑、过多思念，经常处于心境不佳的状况就会郁积而成病。由此看出，无论是正面情绪还是负面情绪，过犹不及，即超过了人体的耐受程度皆会致病伤人，影响身心健康。

一般来说不良的情绪是引起我们身体疾病的"罪魁祸首"。大量临床医学研究表明：小到日常感冒，大到危及生命的肿瘤和癌症，都与坏情绪有着密不可分的关系。感冒是由于心里充满矛盾、长时间压抑、心里感到不愉快和不安全导致免疫力下降，抵抗能力变弱，进而被细菌或病毒感染引起的。而经常抑郁和忍气吞声的人得癌症的概率是一般人的三倍。另外，不同的负面情绪会引起不同的疾病。比如焦虑、压力过大会导致肠胃不舒服；常受批评的人爱得关节炎；恐惧则容易紧张，会导致脱发和溃疡；经常愤怒的人容易有口臭，还爱发生脓肿。而这些疾病，也会让人长期处于低沉的状态中，从而进一步提升抑郁症的发病率。

"胃肠道被认为是最能表达情绪的器官，心理上的点滴波动它们都能未卜先知。"复旦大学附属中山医院心理医学专家说。在人身体的所有疾病中，胃肠疾病高居榜首。也许很多人有这样的经验：当遇到紧张或焦虑的时候，肠胃就会出现不舒服，如胃痛或腹泻；当压力大时，人根本就没有胃口。一般从事高强度工作的人，如司机、记者、警察、白领等，患胃溃疡的概率比较大。位居第二的是皮肤病。如有的人紧张时头皮就发痒；长久的失眠则脸色发黄，掉头发；烦躁时头皮屑就增加。第三位是内分泌系统疾病，如女性的一些不良情绪会对卵巢、乳腺产生很大的冲击，反映在男性上则是给前列腺带来危害。

有位学者对 500 人进行过调查研究，发现他们在经历了一系列的紧张事件后，就会出现各种各样的疾病。联邦德国的巴尔特鲁施博士在对 8000 多位不同类型的癌症病人进行调查后得出一个结论：恶性肿瘤的产生大都发生在孤独、痛苦和失望等各种精神压力严重、强烈且频繁的时期。美国耶鲁大学医学院报告指出：在所有的病人中，因紧张情绪患病的患者占76%。而且由于这些人长期处于这种情绪之中，他们已经把这种情绪当成习惯，当身体发生"警报"时，他们只是意识到这种症状，却不能认清情绪与其有多大关系。

人的情绪与身心健康既有密切关系又是相辅相成的。情绪可以影响人的身体健康。而身体是否健康也会影响人的情绪。如身体健康者往往会觉得心情开朗、精力充沛、自信满满；而长期疾病缠身的人，则容易抑郁、悲伤、绝望，这些负面情绪可以提高抑郁症的发病率。因此，积极锻炼身体、合理安排生活、充足睡眠，拥有良好的体魄是情绪饱满与安定的基础。而愉快的、稳定的情绪又是身体健康的重要心理条件，培养良好的情绪对增强体质、防治疾病起着至关重要的作用。

与消极情绪"对话"，并试着与它和解

无论是处于抑郁中的人，还是即将步入抑郁者行列的人，要缓解抑郁情绪，就要对负面情绪有一个正确的了解。要知道，身处抑郁中的人，最大的问题是被负面情绪所缠绕，了解如何缓解负面情绪对人的伤害，是缓解抑郁极为关键的一个步骤。

在生活中，我们的生活状态都受自身情绪的控制。所谓的情绪既是人的一种主观的感受，又是客观的生理反应，具有目的性，也是一种社会的表达。情绪是多元的、复杂的综合事件。情绪构成理论认为，在情绪发生的时候，有五个基本元素必须在短时间内协调、同步地进行。

1. 认知评估：当外界发生或出现某事（某人）时，认知系统会自动评估这件事（人）的感情色彩，因而触发情绪的产生（如看到熟悉的某人去世了，人的认知系统会自动评估这件事对自身产生的意义）。

2. 身体反应：身体自动反应是情绪的生理构成（如意识到死亡无力挽回时，人的神经系统觉醒度降低，全身乏力，心跳频率变慢）。

3. 感受：人们体验到的主观感情（如对于某人死亡，人的身体和心里会产生一系列反应，主观意识察觉到这些变化，而这些反应则被统称为"悲伤"）。

4. 表达：情绪通过面部和声音变化来表现出来，向周围人传达出自己对这一事件（人）的看法和行动意向（如悲伤时会哭泣、紧皱眉头）。当然，表达方式有共同之处，也有独有的方式。

5. 行动的倾向：情绪会产生动机（如悲伤时会找人倾诉，愤怒时会吵架等）。

由此可知，情绪是由外部环境刺激人本身后产生的一系列的生理与心理的变化。在现实生活中，我们经常会说"这段时间情绪很坏或很好"，事实上，情绪并无好坏之分，情绪本身也没有正负之分，但是情绪引发的行为则有好坏之分，情绪所引起的影响有好坏之分。也就是说，情绪具有两极性，一方面表现为肯定的和否定的对立性质，如满意和不满意、喜悦和悲伤、爱和憎等。一方面则表现为积极的和消极的，即积极情绪与消极情绪。这也说明，消极情绪和积极情绪一样，都是我们对外界产生感应的正常的一面，当它来临时，我们不要一味地排斥、摒弃，而是学着去接纳它，并学着与它和解，这样才不致使它对我们造成负面的影响。比如你要求孩子在家做作业，但没一会儿，他就趁你不注意玩起游戏来。你无意中看到这一幕，顿时暴跳如雷，想过去呵斥一番。依心理学的角度分析，当一个人想要发怒时，另一个"自己"就会从你的身体中抽离出来，促使去对孩子发怒。这时的你，就要学着与那一个"自己"和解，告诉他："这样做并不能使问题得到解决，对孩子发怒，可能会使孩子干脆放弃学习。"然后再与它握手言和，达成一致的意见：与其发怒，不如学着去开导他。这样的话，你的怒气就会得以消除，还会认真地与孩子进行沟通，引导他主动投入到学习中去。

其实，坏情绪并不是我们的敌人，我们要学着友善地对待它，并与它和谐地相处，这样才不至于被它所掌控，做出不理智的行为。

丽莎是一家培训公司的网站编辑，每天的工作内容就是写稿发稿。最近的她总觉得工作异常枯燥，整个人郁郁寡欢的，很不开心。在这种状态中持续了极长一段时间，她决定让在大学主修心理学的朋友刘清前来开导她。

刘清看着一脸愁苦的丽莎，对她说："请在本子上写下目前使你不开心的事情，或者使你产生负面情绪的事。"丽莎照做，十分认真地罗列了自己最近的烦恼：1. 工作乏味、枯燥，丝毫提不起兴趣。2. 感觉自己的生活过得寡淡，找不到生活的意义。她觉得这些烦恼不是靠她个人的力量就能够解决的。接下来，刘清又问她说："如果这些不好的情绪是你的朋友，你将会如何与它对话呢？"丽莎说会以反抗或抗拒的态度对待它，比如会假装让自己愉快起来，将这种不好的情绪压制下去。

刘清默不作声，只是微笑着让丽莎去思考另一个问题："这些情绪或者烦恼，对于你来说，有何意义呢？"丽莎想了一会儿说道："生命中的每个过程，所有的烦恼过后，都会让我得到历练，给我心灵以力量。"刘清点点头，说道："坏情绪本是我们生活的一部分，它就像感冒一样，时不时地会来打扰我们。我们若以压制或对抗的方法来对待它，它一定会在某一时刻进行反弹，给我们带来不可估量的伤害。而如若与它好好相处，以和善的态度去对待它，我们就不会痛苦了。当然了，一个人要想与自身的坏情绪好好相处，最先要了解它所带给我们的积极的一面，比如你觉得工作枯燥、乏味，但正是你在这种枯燥、乏味中的坚持，让你变得更有忍耐力。比如你觉得生活寡淡、无意义，正是因为这样的感觉，才让你能体味到因生活的变化而带来的幸福和快乐。正是因为有的它的存在，日后的你才过得更有趣也更幸福。学着去拥抱此时郁闷的自己吧，这会让你今后的脚步更有力量，提醒未来的自己更幸福！"

身处抑郁中的多数人，都会像丽莎一样，会想尽各种办法与负面情绪进行对抗。比如，在心中认为这样的自己很可恶、很丑陋，于是竭尽全力地想挣脱这种束缚；或者像丽莎一样，竭尽全力地在外人面前保持自己的风度，尽量克制自己不发脾气。殊不知，这样刻意压制，只会使自己内在更为崩溃，进而被负面情绪包裹得更严实。与其如此，不如学着去接纳它，承认坏情绪是我们生命不可分割的一部分，并找出它所带给我们的积极意义，然后以友善的态度去对待它，如此我们便可以安然平静地度过充满烦恼、痛苦的日子，进而慢慢地缓解抑郁的情绪。

一味地强"忍"，会让自己憋出内伤来

在现实中，很多人都认为所谓的掌控情绪就是不让自己随意乱发脾气，时时保持平和，即便内心都炸出蘑菇云了，面子上也该装出云淡风轻的样子。遇到委屈、不公、嘲讽甚至诋毁等，总觉得忍一忍就过去了。于是，一味地克制自己，致使自己内心怒火翻腾不已，背负着巨大的精神负担，最终憋出"内伤"，进一步将自己拖入抑郁的深渊中。

在所有人眼中，钟奕彤是个情绪稳定、脾气极好的姑娘。可是，她内心却苦不堪言。她告诉朋友说，自己的好脾气都是"忍"出来的。

室友将她的一瓶精华液打翻了，所剩无几。她没有怪对方，反而安慰她道："东西打翻没关系，碎玻璃没割着你的手吧！"室友见她如此客气，便开始小题大做，不停地埋怨她化妆品放的位置不对。钟奕彤虽然不断地致歉，但对方还是数落了她好几天……她也只是忍而不发。

上周她花近万元报了一个会计专业的晋升班，并且到书店买了几百元的资料。可她还未来得及用，就被同样学会计的朋友拿走了，并且一分钱没给她，这让她很是窝火，几次催朋友归还，朋友却找各种理由推脱。终了，钟奕彤也只是默默地忍受着。对此，她曾向朋友诉苦："我喜欢和别人分享交流，但我却讨厌自己一味地付出，别人一味地理所当然地向自己索取，我也不知道如何是好。自小就被父母教育'一定要懂得宽容，遇到不平事要懂得忍让'，但这种无休止的忍，已经让自己憋出了内伤……尤其是最近，内心已经到了崩溃的边缘，每天都活在焦虑、不安、痛苦和纠结之中……"

其实，很多人都曾有过与钟奕彤一样的经历，为了保持平和、息事宁人，遇到不公事后一味地忍，觉得忍一忍就过去了，可内心却是备受煎熬，长久地置自己于痛苦中煎熬，难免会让抑郁症找上门来。

遇到委屈爱强忍的人，与其对忍让的错误认知有关。在现实中，很多人认为忍让是可贵的，但是忍让并不意味着丧失原则地一味退让或者懦弱可欺，并不是面对误解、委屈甚至诽谤而无动于衷，而是为了顾全大局、着眼于未来而不得不采取的一种权宜之计。比如说韩信受胯下之辱、勾践卧薪尝胆等，是为了保全自己而不得不采用的一种权宜之计，这样的"忍"是一种智慧。但在现实生活中，那种丧失原则的屈辱之"忍"，则意味着没有人格，意味着软弱可欺。很多时候，内心不快又无力排解心中的郁闷情绪时，总会告诫自己"忍一忍就过去了"，殊不知，这种"忍"，是任由怒、怨、嗔等不良因素在内心翻腾，是对自我内在能量的巨大消耗，长久这样，难免置自己于抑郁中。

《红楼梦》里的林黛玉，生有闭月羞花之貌，但因自小寄人篱下，养成了敏感多疑的个性，遇到不平事总是隐忍不发。有时候对于别人一句无意的话，她也会辗转反侧，难以入眠，抑郁不已，最终只得落下个"红颜薄命"的悲惨结局。还有唐代著名诗人李贺，他思路敏捷，才华过人，被人称为"诗鬼"。只可惜他不懂如何发泄和疏解情绪，常因为生活中的一些小事而郁郁寡欢，愁肠百结，到 27 岁便不留于人世。

遇到不平事或委屈，内心满满的负能量，此时内心的潜台词是：生气对事情没有帮助，唯一损害的是我们的福祉和与他人的和气。于是，便开始强忍着，最终憋屈死。正如作家张德芬所说，我们身上所积压的负面情绪就是一种堵塞的能量，这种能量同样会使人迷失心智，失去理智，充满抱怨，看不到生活的阳光，甚至最终影响身体康健。如果你觉得掌控情绪要靠"忍"，与人保持和谐要使你原则尽失，遇到不平之事觉得忍一忍就过去了，那这里要告诉你，掌控情绪重要的是要学会疏通，将不良情绪通过合理的方式疏通出去，一味隐忍、压抑和排斥，最终会使你身心俱伤。

不与负面情绪对抗

我们了解一个事实，那就是：负面情绪本身是无害的，它与正面情绪一样，都是人类的正常反应。但是如果强行地去躲避或压制它，则会对我们的身心造成巨大的危害，也是导致我们陷入抑郁泥潭的重要原因。因此，要预防成为抑郁者，我们就要对情绪有一个正确的认知，即无论是正面或负面情绪袭来时，我们首先要做的就是不去强行地压制它，更不要与之相对抗。

一位心理学家曾做过这样一个实验：

在教室中，他拿出一幅上面画着红色苹果的大图片，让6位学生对着浏览3分钟，然后又将这幅画拿开。他让这些学生闭上眼睛，并且告诉他们，让他们在1分钟内别去想刚才看到的图画。然而，1分钟过去了，这6个人的头脑中都曾多次蹦出那幅画。这位心理学家指出，刚才那幅画就似我们的负面情绪一样，有时候你越是不愿意想起，越是想忘掉，它反而越是会蹦出来，这是因为我们常在与自己的负面情绪做对抗，很多事情就是如此，你越是压抑，它就会变得越强越会反弹。

这个实验旨在告诉我们：要想不被情绪掌控，首先要做到的一点就是不去压抑它。事实上，当试着去接纳、包容，与它和谐相处的时候，我们反而更容易从中解脱。

在现实中，多数人觉得负面情绪对我们是有害的，比如愤怒、恐惧、嫉妒等情绪，我们常对之避而不及。事实上，这些负面情绪的存在是具有积极意义的。对此，美国神经科学家约瑟夫·杜来认为：焦虑和恐惧等情绪是由大脑中不同的两条通路运行的。一条通路与基本情绪相连接，它传递信号非常迅速，但是容易出错；另一条通路与认知系统相连接，它传递信号慢，能对情绪在特定环境中进行分析，从而结论更为准确。

　　人的两条情绪通路能并行运行且相互补充时，一个人就能对外界的刺激做出及时准确的反应，从而成为特定环境里的佼佼者。而当某条通路出现问题时或者两条通路冲突严重时，人会出现严重的心理问题。比如充满嫉妒的人，脾气暴躁，行为极端，这种过分的反例让大家厌恶，但嫉妒是有好处的，它可以提醒我们：我想要某些东西，我需要想办法得到它；或者让我们做出一些改变，加强感情来保住我们爱的人。再比如，当我们的生存受到威胁时会产生的焦虑，它会提示我们要对此做出积极的回应，以更好地保护自我。还有一些负面情绪，如若用心去体会，都会给我们一份推动力，推动我们去做出正确的判断和处理行动。这份推动力，既可以是赐予我们一份力量，又可以是指定一个方向，有的更能两者兼备。比如当我们回忆过去做错的一件事情时，就会因为内疚产生反思，产生改正这种错误的勇气；当我们感到痛苦时，就会想办法避开这种感受；当我们有忧虑时，就会努力让自己做得更好一点；当我们恐惧时，就会寻求避开存在的危险或不去尝试；当我们悲伤时，就会从中取得智慧更加珍惜眼前所拥有的。这些我们可以称之为情绪经验。

　　正如美国作家、商界知名人士查尔斯·哈奈所说的那样，很多时候，忧伤是有意义的，所有的情绪都是有意义的，积极情绪就像是营养树，而消极情绪就像是汽车的保护系统，它们的存在都是帮助你成为更好的自己，使你的生命有更深的领悟。实际上，拥有积极的心态的人，并非没有消极情绪，更不是去消灭负面想法，而是要懂得给自己的负面情绪创造一个它独处的空间，尽量让它不影响到整体的自己。比如当你感到忧伤时，你可以在脑中默默地想，忧伤又来了，就像老朋友一样地去对待它，慢慢地接受它，与它握手言和，让它安静地待在你给它创造的空间里，这样你才能真正地成为它的主人。如果你总是这样去锻炼自己，久而久之，你就可以完全掌控自己的情绪，成为情绪的主人，从而预防自己被生活中的一些不顺心的事拖入抑郁的旋涡中。

欲找回你的"强大"，必先接纳自己的软弱

正在读高中的张旋被医生认定为患有中度抑郁症。当对，周围同学得知这个消息后，丝毫没感到震惊，因为在他们眼中，张旋是个内心太过脆弱的人。比如在教室里，别的同学或老师的情绪稍有一点点的波动，她便觉得与自己有关，便会立即坐立不安；在学校做错一件事或者完不成作业，感觉天要塌下来一般；同学聚会时看到别人炫耀，便会对比自己觉得不如别人，开始自卑；在学校常因接受不了考试失利而让自己长时间处于郁郁寡欢的状态；上课时接受不了老师的批评；看着别的同学成绩不断提升，便会觉得自惭形秽，总是容易自暴自弃，自轻自贱，焦虑不安……

在现实生活中，类似于张旋这样的人不在少数，他们表面上看似在追求完美，对自己要求甚高，实际上却毫无自信，内心极为软弱。他们内在缺乏自信心的支撑，常常会被情绪左右，极容易患上抑郁。

对于这样的人，要走出抑郁，就要学着找回内心的"强大"，即懂得去接纳自己，接纳自己的软弱。一位作家曾说：真正成熟的人，内外是一致的。他们能够客观地认识自我，清醒地知道自己的优点和缺点，以及内心的软弱和恐惧。他们的内心是丰盈而充实的，有一套自我的评价系统，不会轻易去羡慕他人，更不会因为自己一时的受挫而一蹶不振。

叶青是个自卑的女孩，因为在小的时候，她身边的玩伴家庭条件都比她好，穿的、吃的和用的都比她好，零花钱也比她多。在小时候，她内心唯一的愿望就是希望父母的收入能高一点，为自己提供超过玩伴们的资本。但是，直到大学毕业，她的家庭条件丝毫也没有改变，甚至比之前更为糟糕。而周围玩伴们的家庭条件却越来越好。

工作后，叶青也有了自己的工资，便开始改变自己的生活条件，但是似乎

与之前那些玩伴们的差距变得更大了。她每次回家看到原来的玩伴，觉得自己的穿戴与他们的差距也是甚大。叶青觉得自己总像个追随者一样，永远跟在他们的后面跑，这让她心神不宁，很是郁闷，有时在夜深人静的时候，她还会攻击自己、抱怨别人，觉得自己很无能，生不逢时、命不好。

叶青直言，自己一直到32岁都没有过过一天快乐的日子。无处不在的对比，让她真的疲累至极。或许是这个问题存在太久了，这些负面情绪像慢性病一样侵蚀着他，偶尔突发的急性病变让她感到痛苦不堪……她觉得自己要努力去解决这个问题。当时的她已经意识到，无论怎样自己都是无法改变别人的，唯一能做的就是要去改变自己。

叶青开始尝试着去接纳自己的能力：自己只是普通的员工，不可能在短时间内改变自己的生存状态，不可能从根本上摆脱贫困的状态。她开始接纳自己的出身，并且认识到自己的起跑线确实比不过别人的事实。她开始不再对过去因一直输给别人而自卑胆小的形象耿耿于怀，试着接纳自己的过去；开始接纳自己儿时的同伴们，接纳同学和同事，接纳他们的经济条件远远超过自己……

每次当她这样想的时候，顿觉周围的世界明亮了许多，她也看到了越来越清晰的自己。她的心神不再在他人身上游离，开始慢慢地回归到自己身上，那是一种跟灵魂合二为一的感觉，她也顿感自己在慢慢地变得强大。

叶青的经历告诉我们，当人开始接纳自己，找到自己，全身心地投入工作和生活，这种全心投入的感觉会让人的内在能量升发，使内心变得强大异常。

认清自己并且接纳自己的缺点和弱点，承认自己在某些方面确实不如别人，认识到承认自己在某些方面"做不到"并不是可耻的行为，这样，你的内心便不会被现实的一切所动摇，不会因为他人"过得比你好"而心生嫉妒之心，亦不会因为他人的"嘲笑、讽刺"而耿耿于怀，你的内心是淡定而平和的，不会为外在的一切所动，这时，你的内心就自然变得强大了。

凡是被你接纳的，都会变得柔软

作家张德芬曾说过：很多时候，我们感觉不好的时候，比如失恋和悲伤、低落、消沉，我们会一直想要从这个泥沼中挣扎着逃出来。我们就借由很多的逃避策略不去面对它，而是去压抑它、否定它和排斥它，最终只会在负面情绪的泥潭里越陷越深。但是请记住"凡是你所抗拒的，都会持续"。因为当你抗拒某件事或者是某种情绪时，你的全身心就会聚焦在那种情绪或事件上面，这样你就赋予了它更多的能量，使它变得更为强大。这种负面情绪就像黑暗一般，要驱散它，就要引进光亮。光出现了，黑暗自然就会消融，这是不变的定律。而喜悦则是消融负面情绪最好的光亮。当然，这里的喜悦并不等同于快乐，快乐是需要外在条件的，而喜悦则是心灵滋生出的一种正能量。"喜悦"的初步反应就是接纳，即接受你受负面情绪困扰的事实，然后发现它存在的"珍贵"之处，再将它变成自己人生的一种"宝贵"体验。当你慢慢地体验到这样一个过程时，你就会发现，原本使你厌恶和抗拒的、无比"坚硬"的坏情绪，竟然变成了一种"温柔"的体验，甚至可以去滋养你的生命。

以上是许多抑郁者的体验之一。当身陷抑郁中，我们的反应就是一直想从这个泥沼中挣扎着逃出来，结果却越陷越深。因此，对于身陷抑郁中的我们来说，要想缓解抑郁，就要学着去接纳这些不好的感受。

晓琳是一家外企公司的总经理，虽然过着优渥的生活，却常与丈夫因为家庭琐事争吵，因而愁眉不展。丈夫每次回家都不主动换鞋，每天的臭袜子扔得到处都是，而且让她最反感的是，丈夫每天回家什么家务都不做，玩游戏到深夜。为此两人常常吵架，她丝毫感受不到家庭的温馨，每天都苦恼极了。

有一天，她向自己的密友诉苦，密友告诉她说：如果你真的想让丈夫改变，那就照着我说的话去做。每天晚上当你丈夫在玩游戏的时候，你中途给他送一盘水果，他吃不吃不用管。你自己在晚上 10：30 睡觉前给丈夫再送一次宵夜。别的你什么都不用说，也不用做，就由着他玩到深夜好了。同时，当你看到丈夫乱扔臭袜子、不讲卫生、想发脾气的时候，你要拉自己"内在小孩"的手，并懂得自我安慰如果我能保持镇定，丈夫会对我心存感激的。"你要不断地告诫自己，这件事本身没什么大不了的，你的"小题大做"式的灾难性的争吵只会让双方的感情越来越糟糕，这样根本解决不了问题——你可以用清醒的安慰，让自己平静下来。你这样坚持一个月再说。

一个月后，晓琳再找到那位密友时，眼神变得温暖了许多，不像原来那么冷冰冰的。她倾诉了这一个月自己所经历的：刚开始的时候她送的水果和宵夜丈夫根本不吃，有时候故意气她，饿了宁肯吃泡面也不吃她做的宵夜，后来不记得从哪天起，她竟然发现丈夫将她做的宵夜都吃了，睡觉时间也比以前提早了一些。

接下来的一个月，晓琳再次按照密友的话去做了，她晚上下班回到家告诉丈夫：你是我生命中最为重要的一部分，我很爱你，我愿意为你提供更为广阔的空间，让你成为你最想成为的自己，你喜欢玩游戏你就去玩，你喜欢干什么，就随着你的性子去干吧，但无论如何，我都爱你。以前我总是那么粗暴地对待你，真的对不起。

一个月后，晓琳打电话告诉自己的密友道："我之前为之耿耿于怀的坏毛病，丈夫全都改了。每天晚上回到家里竟然还主动下厨做饭和做家务……我和丈夫的关系似乎又回到了刚结婚的时候。"当时的晓琳看着丈夫，以前对他的所有怨气都烟消云散了，心想：就算丈夫天天玩电脑又有什么关系呢，至少他们的关系也融洽了起来，一块堵在心头的大石头终于放下了。

所有的人与事以及负面情绪都是如此，当你试着去接纳它的时候，它就会变得柔软起来；而当你与其对抗的时候，它就会变得愈发强硬。因此，在负面情绪来的时候，我们应该像晓琳一般，一方面学着与自己"内在小孩"对话，去温柔地对待它，与其达成和解。遇到与之对抗的人，首先学着去接纳，然后温柔地对待他，进而去谅解对方，最终达成与自我的和解。

被负面情绪所困扰，忧伤、痛苦、抑郁说来就来，很多时候我们无法抗拒。要消除它，最有效的方法就是臣服和接纳。臣服即放低自己的身价，以空杯的心态去面对它，接受一切。心理学家指出，每个人都有被爱的需求，当获得的爱不够，坏情绪便随之而来，这个时候你可以默默地对着心中的坏情绪说：我看到你了，你是我生命中的一部分，我接受你，接纳你，我愿意给你更为广阔的空间，谢谢你，我爱你。当你这样说时，坏情绪就会像个调皮的娃娃，被看见理解和接纳，它便会变得柔软，进而慢慢地消失了。

接纳，是摆脱负面情绪的最好方法

身陷抑郁，最难受的就是被负面情绪纠缠。我们之所以总被它纠缠，是因为我们总是选择逃避、对抗的态度去对待它，使它的能量得以增强。实际上，要真正地摆脱负面情绪，首要的一点就是要懂得去接纳它，即接纳负面情绪的产生，将它看成是人的正常的心理反应，看成自己生命中的一部分，试着以悦纳的心态去包容它的存在，然后让它慢慢地在你的生命中被消融掉，这样，你就不会因为强忍或委屈无法释放而陷入越来越糟糕的状态中。对此，江潇就有这样的感受，她曾向朋友讲过她的一段经历：

"在做杂志编辑的那几年，因为工作需要，经常要外出采访。有一段时间我采访的对象是社会精英和创业成功的企业家。我担心采访的时候注意力不够集中，影响稿件制作和自身形象，所以，每次都会在头一天晚上很早就准备入睡，希望在第二天能够以最好的精神状态面对采访对象。可是，每次我都是以失败告终。或许是太想早睡，每当躺在床上的时候，总是忍不住想晚睡会让我第二天精神不佳，不停地期待能在夜里 11 点之前睡着。可是，当我努力地想让自己睡着的时候，结果却事与愿违。

尤其在当时焦虑的状态下，每当我晚睡一分钟，我的担心就会增加一分。最后越想越恼怒，直到晚上 11 点钟，彻底崩溃！第二天，在采访的时候经常会出现精神状态不佳的状况，工作效率低下，极容易出错，为此，我常被领导批评，被采访对象也嫌我不够专业。自尊心受到严重打击的我只能在地铁上痛哭。我是一个要强的人，在这种高压状态下，我被抑郁症找上了门……接下来，我不得不去看了心理医生，并在医生的建议下，先从调整自己的睡眠开始。

有一天晚上，我试着早睡，想到以前经常用的祷告，开始试着接纳自己，试着接纳因为第二天采访头一天晚上可能会失眠的事实，不再期待让自己夜里 11 点之前睡着。于是我放下失眠的焦虑，接受自己每次面对越想睡觉越睡不着问题的无能为力。然后静下心来，对自己的'内在焦虑的小孩'说：'你是如此可爱，可是此时我是如此想睡觉，还是让我睡着吧！'于是，我的身心便慢慢地开始放松下来了，很快便睡着了。几乎每次遇到难以入睡这一问题的时候，我都是用这种方法，屡试不爽！接纳自己不容易入睡的问题，进而让自己在完全放松的情况下，自然地睡着。自此之后，我又用此类的方法调整自己的心态，慢慢地摆脱了抑郁症。"

臣服和接纳意味着融合，意味着让负面情绪与你的生命合一。从这个状态中所产生的行动是最有力量的，它可以改变你周遭的世界！当一个人开始接纳的时候，内在的积极能量便会被唤醒，进而在积极能量的引导下，你就会柔和地去对待你的"内在小孩"，然后，你的行为和所有的意识都会融为一体，人就会在完全放松的状态下，达到你想达到的状态。

因此，当你遭遇情绪问题时，千万不要试图去摆脱它，更不要去抗拒和否认，凡是被你抗拒、否认和摆脱的，你都无法控制。相反，要试着去接纳，承认事、人或物原本的样子，不做任何否定的审判，接纳之后才能好好地控制它。

别用脸上的"假装"，掩饰内心的不快

在生活中，还有一种人，他们总是以另一种方式来压抑自身的情绪：总用脸上的"假装"，去掩饰内心的焦虑。明明内心很讨厌社交，却为了维系关系不得不假装"愉悦"；遇到伤神的事，因为明白对别人乱发脾气的后果，怕付出代价，便假装"高兴"；想向他人倾吐心声，怕别人说自己"负能量"，而假装"云淡风轻"；内心充满了郁闷，害怕说出来会让家人、朋友担心，于是自己扛下一切………在他们眼中，所谓的掌控情绪就是用脸上的"假装"去掩饰内心的负面情绪。不可否认，不随意释放和发泄自己的负面情绪，的确是赢得他人好感和欢迎的处世法则，但是，一味地委屈自己，压制内心的不快，也是导致人患上抑郁的一个重要因素。

在陪母亲与病魔抗争了一年多后，张彤的母亲还是离开了她。在经历了人生的重大变故后，她收拾好自己，整理好情绪，就去上班了。身为部门主管的她，依然像往常一样对周围的同事展露笑容，并且不遗余力地对周围有困难的同事给予悉心的指导和帮助。很多同事说，看到她恢复得这么快，就放心了。

表面上看起来，张彤似乎已经回到生活的正轨，内心的悲伤却被她隐藏了起来，很多时候她的内心都有一个声音在说，自己并没有看起来那么快乐。朋友开导她，让她尽快将内心的悲伤找个发泄的出口，她却故作坚强地说："我早已学会将自己的悲伤和不快调成了静音！"但是，最近的她觉得自己似乎透支了一般，感到身心俱疲。在一次会议后，她竟然一个人在办公室大哭了起来。不过没哭多久，她那个不堪一击的灵魂，在短暂的释放后，又被重新塞进皮囊。留给外人的，仍然是那张永远嘴角上扬微笑的脸。

没有人知道她经历过怎样的崩溃，没有人知道她过得有多累，没有人知道其实她并不像看起来那般快乐……就这样一段时间之后，张彤被确诊为抑郁症。

的确，生活中大多数人都曾有过张彤的经历，在假装中扮演着"快乐"。对于看不惯的人，心里哪怕是压着火，也不对他发飙；需要与同事或部门深度沟通时却总是选择逃避；找你帮忙的人，总是理直气壮，从来不懂感恩，你内心尽管很窝火，但也只是"笑脸相待"；找别人帮忙时，总是怕欠人情，一定找机会回报对方，于是总是惴惴不安；总是看重别人对你的评价，总是默默忍受，默默承担，内心苦不堪言，但又不懂得如何宣泄……要知道，"假装式"的掩饰根本无法真正抑制内心的各种情绪的滋生，无法让你真正地"看淡""看开"，不悦和悲愤只会不断地郁积在心底，将自己折磨得痛苦不堪。当你不愿被人看到内心的不快、悲伤、焦虑等负面情绪时，可以找一张白纸，写下自己内心的真实感受，将那些委屈、不快统统写出来，念出来，这时就会感到轻松多了，这样也意味着完成了一次心灵的"排毒"。或者，你可以暂时抛开那些顾虑，抛开别人的看法，抛开生活的压力，给自己一次释放的机会，给自己的心灵适当放个假，卸下"假装"的面具，当你能直面内心真正的感受，勇敢地说出"我不快乐"的时候，你才能距快乐更近一步。

一位身处抑郁中的妇女经常做噩梦，总梦见海里的巨浪向她扑来，她被卷进漩涡，但是周围的人都无动于衷。她吓得目瞪口呆，总是连"救命"两字都无力喊出来。当她要被海水彻底吞没时，她看见丈夫在不远处微笑着……

对她进行治疗的心理专家通过调查得知：这位妇女近来老是跟丈夫吵架，由于她的工作和家务负担极重，常常感觉疲惫，心头总是生起一股无名火。但是她又不愿向周围的人求助，包括自己的丈夫。梦境中的险恶场面其实正是她生活中困境的写照。心理专家告诉她应该摆脱生活中的紧张感和压抑感，这样噩梦才会与之告别。

在现实生活中，我们虽应适当压抑一些不良情绪，如生气、发怒、嫉妒等，但也要懂得适当宣泄自己的不良情绪，如向他人倾诉。大家肯定会有这样的体验，找知心朋友谈谈，倾吐内心的苦衷，把郁积在胸中的憋闷发泄出来以后，就会觉得如释重负，心头轻松了不少。倾听就像是心理按摩的医生在给倾诉者进行心理上的治疗，使之精神上得到放松，从而获得身心健康。

如果由于外部环境或其他一些原因没有对象可倾诉，或者难以说出口，也不要憋在心底独自难受。可以以另一种方式，比如写日记、跟陌生人聊天、唱歌等缓解压力，改善情绪。

我们要懂得压抑自己的情绪其实是最愚蠢的做法。聪明的人会在高兴时尽情地释放，悲伤时找人倾诉或找到适合自己的一套宣泄方式。当然记住任何事情过犹不及，恰到好处最重要。

缓解抑郁：了解自己的真实意图

处于抑郁之中，我们感受最深的是自身情绪的变化。情绪会变得低落，缺乏体验快乐的能力，即便是过去能够让我们开心的事情，现在也难以引发我们快乐的感觉。越是渴望快乐，就越会专注于自身的情绪，便越难以感受到快乐。因此，过分地关注自身的负面情绪，逼迫自己高兴，反而更容易让自己陷入抑郁的状态中。与其将注意力过分地放在自身情绪的调整上，不如试着去扪心自问：我为何如此不快乐？是什么导致了我的情绪处于低谷之中？一开始，我们可能无法准确地找出其中的原因，这其实预示着我们对自身的情绪缺乏必要的了解。这时，我们最重要的就是要去了解自己，具体指对自己的所思所感所为有足够的觉察和理解。一般人可能会说，我很了解自己呀，其实你说的"了解自己"，只是了解自己意识层面的想法、感受和行为。事实上，意识层面的了解只是关于"自我"的极小的一个方面，我们要真正明白自己想要的是什么，想拥有什么样的生活或状态，然后依自己深层次的意念去做，而不是为了外界的种种压力或者看法委屈自己，久而久之，我们内在的负面情绪就会被压制下来，无法自由地流淌，从而致使我们陷入拧巴、委屈、不甘、懊悔等状态中，最终陷入抑郁。

玛丽本是个崇尚独立自由的女性，渴望活出属于自我的精彩。在未步入婚姻之前，她是个快乐且单纯的女孩，是一家知名企业的注册会计师，并且非常喜欢自己的工作。

可是在她28岁的时候，意外地遇到了马克，那个让她为之疯狂的男人。很快，她坠入爱河，与马克结婚、生子。马克是一个画家，当时的他有一个独立的工作室，事业刚刚起步。玛丽为了支持丈夫，在无奈之余辞去了工作，承担起了操持家务的责任。但是四年过去了，她的生活开始变得一团糟，丈夫的工作室因经营不善，濒临倒闭。由于生意上的不顺，丈夫开始酗酒，总是彻夜不归，对她也越发冷淡，对她在经营工作室方面提出的意见或建议开始熟视无睹。同时，3岁半的儿子越来越不听从她的管教，总是与她唱反调。长期不与外界接触的玛丽，其身材臃肿、面色枯黄、蓬头垢面，每天时不时地会对着调皮的儿子和不听劝的老公大吼大叫，俨然一副"泼妇"样。

这时的玛丽才意识到，这根本不是她想要的生活。这几年，她彻底失去了自我，总是替别人着想，总是千方百计让老公、儿子高兴，而对自己只能委曲求全。面对一团糟的生活，她时常感到痛苦和压抑，甚至曾一度患上抑郁症。

对于玛丽来说，她显然十分了解自己的价值观，那就是要做一个独立自主的女性。但是在婚后，她却为了老公和孩子放弃了自己内心真正的追求。她为了让马克和孩子接纳自己，辞去了工作。最终，当老公事业失败、孩子不听话，自己的外在形象也毁于一旦时，便开始后悔自己当初的选择，内在便滋生了懊悔、委屈、不甘等负面情绪，这些情绪无法被她及时觉察并发泄出来，久而久之，便容易滋生抑郁情绪。

实际上，很多人的抑郁症都是内在负面情绪长久积压在心中未能及时发泄的结果，负面情绪之所以被我们压制，是因为多数人都似玛丽一样，不懂得及时去体察自我内在情绪的变化，或者说，他们对自我情绪的觉知感极低。

从心理层面去分析，玛丽肯放弃自己的事业去全力照顾家庭，是因为其内心深处，总有一个声音在告诉她，如果不这么做，她将难以得到爱人马克的认可与家庭的接纳，这是很深的无意识层面的意念，她无法看到这个意念的限制以及打破它的可能性。如果深察内心，她能够"看到"这个意念，并且认为这个牢固的意念是可以打破的，同时遵从内心的想法，即"即使我不回归家庭，在职场上发挥才能，孩子和丈夫也会生活得更好。如果这么去做，丈夫和孩子会更喜欢自己"。那么，玛丽的生活就不会如现在一般糟糕，她不会如此痛苦和压抑，这般与自己过不去。

一个人若缺乏必要的自我觉察力，便常常会成为自己痛苦的制造者而毫无所知。就像是一枚定时炸弹，计时器一旦被碰触，就会按时爆发。相反，一个人若有了自我察觉力，就等于拥有了一个空间，成为自我意识、理念、情绪的觉察者，有了一个容纳这些过程发生的安全空间。

自我觉察发生的同时，也就是自我接纳的开始。就像上述事例中的玛丽女士一般，当她自我觉察到内在对自己的忽视，而开始接受自己的时候，也就意味着她可以有一个内在空间给自己。一个人只有开始爱自己，照顾好自己，才会真正有能力去照顾别人，爱别人，否则只能是自欺欺人而已，结果一定是痛苦的。水满自溢、爱满自流就是这个道理。

生活中，绝大多数人对待自己，都处于一种分裂状态，只欢迎和接受那个好的自己，不要那个不好的自己。如果你静下心灵仔细分析，那个不好的自己，其实是因为被各种负面意念所禁锢的自己，比如"我是一个能力弱的人，什么都干不好；我长相不好，不配得到别人的爱；我是一个弱小者，没办法去关心别人"等。这些负面意识根植于无意识深处，如果你无法察觉到"我究竟是谁，我是怎样的人"这些更深层次的问题，不去觉察你意识中的荒谬和虚假，那么，这些信念就会一直统治和占据着生命，让人拼命去追求一个更好的自己，用以抵抗这些令你痛苦和不堪承受的自己，所谓的坏的自己。于是，你的生命就会变成一场对抗，极力要将那些坏的感受排斥掉，分裂掉，投射到别人的身上，就成为以所有奋斗和努力追求一个理想自我的全部动力。这一切需要足够的自我觉察力。

有了很好的自我觉察力，就会很自然地放弃那些限制生命发展的种种不合理或负面的意识，不再把主要关注力放在一个"假我"的塑造上，而是能够将自己的创造力从自我压抑的状态下解放出来，活出真正的自己，从而获得真正的安全感和自信心，创造更为真实和美好的人生。

从现在开始，不再与自己较劲

生活中，一些抑郁者的病源是其思维或行为受社会价值体系所束缚的结果。他们脑袋中时常装着太多的"应该"和"不应该"：为了不被时代淘汰，应该多学习，才能长进；与人相处，总想着应为别人着想，才能赢得对方的认可；为了维持婚姻的和谐，想着应该委曲求全，方能令所有人满意……为这些，他们不得不强迫自己做不合适或不情愿做的事情，致使自己的生活变得越来越拧巴，不断地与真实的自己进行较劲，进而让自身陷入抑郁的旋涡中。

莉菲是个沉默内向的女孩，跟陌生人一说话就脸红，而且说话的声音也极小，但她却是个有追求的女孩。

大学毕业后，不甘平庸的莉菲开始创业。她本来学的是金融专业，在证券公司做职员也符合她细致沉稳的个性。但看着周围的朋友都在跑保险，莉菲有些沉不住气了，开始跃跃欲试。她满怀信心地对朋友艾丽丝说："我就是想挑战自己，我知道自己不善言辞，卖保险需要跟更多的人交流，需要较好的沟通能力。我这样做就是为了锻炼自己，不相信自己会比别人做得差。在学校的时候，我曾看到一个故事，说的是一个演讲家，小时候口吃，后来他嘴里含着石子锻炼，终于变成了不起的演讲家。我一不口吃，二不笨，怎么会做不好呢？"自小就倔强的莉菲，下定决心要尝试一下自己不擅长的工作。

原本以为，经过一段时间的锻炼，莉菲一定可以战胜自己的弱点，为自己的人生赢得第一声喝彩。谁知一段时间后，当艾丽丝再次见到她时，还未来得及问清楚情况，她便"哇"地哭了起来。原来，莉菲在卖保险过程中遇到了太多的困难和尴尬。她性格内向，不善交际沟通，人脉资源也不够丰富，于是就通过同学介绍，接触到了不少的陌生人。虽然她做了不少准备，但经常会遭到冷漠的拒绝，有时候甚至还会遭到讽刺。莉菲本身性格内向，又不是那种伶牙俐齿的人，其中的尴尬可想而知了。尝试了一段时间，不仅工作没有丝毫进步，反而自信心被大大挫伤了。一段时间以来，她觉得自己陷入了抑郁中无法自拔。看到艾丽丝来看自己，便诉苦道："我觉得真是太糟糕了，笨嘴拙舌，什么都做不好！"看着莉菲难过且憔悴的样子，艾丽丝很是心疼。

多数人在生活中，都曾有类似于莉菲跟自己过不去的经历。周围的人总在说，要学会挑战自我，赢得更精彩的人生。在这种主流思想的影响下，我们觉得应该去挑战一下自我，结果不断地与自身的真实意图作战，让自己越来越拧巴。

其实，很多时候，人生不是用来挑战的，而是用来妥善对待的。就如莉菲一般，跟自己的弱点较劲，将自己弄得狼狈不堪，最终不但没能战胜自我，反而落得疲惫不堪，精神崩溃。有人可能会说，不尝试怎么知道你的潜力有多大，但你的弱点你该最清楚，拿自己的弱点跟现实对抗，只会挫败自己的自信心，置自己于痛苦之中。与其如此，不如勇于挖掘自我优势，并根据这些优势去做自己擅长的事情，何乐而不为呢？

实际上，人生最智慧的做法不是打着"挑战自我"的旗号跟自己的弱点较劲，而是善于规避弱点，发挥自己的长处。每个人的天赋都不尽相同，只要能最大限度地发挥自我的长处，就足以赢得成功，完全没必要拿自己的短处去跟别人的长处较量。同时，你也没必要去强迫自己做自己不想做的事情，比如你意识中觉得自己该去考一个资格证，但你又不想付出努力，那就先允许自己将这个想法放下，没必要在"要不要去考证"中纠结、拧巴。当然，这里并不是说让人放弃上进、奋斗，而是让人在不开心的状态中寻求一种舒服的生活方式，让自己的身心处于一种和谐的状态。

合理地释放你内心的愤怒

有效地缓解抑郁，除了要懂得接纳伤痛，懂得与负面情绪和谐相处外，还应懂得合理地释放那些内在积蓄已久的负面情绪，这也是疗愈创伤一个极为重要的方法。要知道，生活中，一些人患上抑郁，很多时候是因为在生活中压抑了太多的愤怒和痛苦。美国作家苏珊·福沃德曾说："当你压抑自己的愤怒，你就会变得抑郁或狂暴，其他人也会对你避而远之，和你公开对他们发火时的结果是一样的。压抑的愤怒好像一颗定时炸弹，没有人知道它何时会爆炸。当压抑的愤怒爆发时，人常常会失去控制。不加控制的愤怒通常是有毁灭性的，尤其是当这种愤怒被压抑在我们清醒的意识之下，不断发酵升级之后。"自我疗愈一个重要的方面，就是要及时地将内在压抑的愤怒合理地宣泄出去。

今年36岁的杰瑞毕业于名牌大学，在一家极体面的机关单位上班。可是，他却因为脾气暴躁而失去了维持近十年的婚姻。在单位中，杰瑞是同事眼中的"好人"，对同事极为热心，只要谁有困难，他一定能帮则帮。可回到家里，却总是忍不住对妻子发脾气，妻子总说他是将在单位中受的气都带回到家里来发泄了。杰瑞接受心理治疗后才幡然醒悟，原来他的坏脾气源于童年时期父亲对自己的苛求与责骂。在父亲眼里，杰瑞是个自小就淘气的孩子，总是与同龄孩子在一起惹是生非。同时，他的学习成绩又不好，每次惹事，父亲就将所有不满全部发泄在他身上，不仅严厉地责骂他，甚至有时候还会动手打他。那时候的杰瑞只有几岁，面对父亲的行为，他除了感到痛苦和愤怒外，无能为力。于是，他只能将痛苦和愤怒压抑在心中，一直到成年。在单位，他依然可以维持"好人"的形象，但是一回到家里，面对自己最熟悉的妻子，内心的怒火便会时不时地爆发出来。尤其是当他看到妻子做错了事情时，内心的怒火便会大爆发，与其产生激烈的争吵……妻子终于忍受不了，决定离开他。看到妻子如此做，杰瑞下定决心要改变自己，于是，他找到了心理咨询师。心理咨询师告诉他，要治愈他的心理问题，一个必要的方法，就是将他早年压抑的怒火通过合理的渠道宣泄出去。在心理咨询师的建议下，杰瑞通过与童年时期的自己进行连接，感受到了那个无能为力的愤怒的"内在小孩"，他开始不停地大声咒骂，然后哭泣，随即他便感到了前所未有的轻松。他知道，自己内在被压抑的痛苦和愤怒正在被自己一点点地释放……

生活中，很多人会用一些常规方式来处理自己童年时期积压的痛苦和怒火：可能会将其压抑在心中，致使自己变得抑郁甚至疾病缠身；可能会将愤怒变成内在的痛苦和折磨；还可能会以喝酒来麻痹自己的感觉；也可能会不时地爆发，让愤怒将自己变成一个敏感、紧张、多疑和好斗的人。大家似乎已习惯了用这种老旧的、依赖性强的、无效的方式来应对愤怒，但这些方式无法帮助摆脱痛苦。而真正行之有效的方法之一，就是将内心的这些负面情绪释放出来。

那么，在现实生活中，哪些是可以用来释放内在负面情绪的行之有效的方法呢？

一、允许自己愤怒、不压抑自我的负面感受

人的情绪，无论是喜悦、平和还是愤怒、痛苦等，都是人类的一种正常的情绪表现，无关对错。它们都属于你，是你人生不可分割的一部分。愤怒也是一个信号，会给你传递重要的信息，比如你的权利正在被践踏、你正在被侮辱和利用、没有人关心你的需求等。愤怒意味着你需要做出改变，需要纠正自己的某些行为、看法或思维。

二、表达出愤怒

你可以把你的不满、怨恨等全部写到纸上，然后烧了它，让你的坏情绪也随火焰变成灰烬，不要记起它，接下来就会一切恢复如常。比如一个人在家里的时候，你可以装作与让你愤怒的人进行对话。不必为发泄愤怒去暴力伤害或言语侮辱任何一个人。

三、喊出你的愤怒

喊叫法就是通过急促、强烈、粗犷、无拘无束的喊叫，将内心的积郁发泄出来。你可以找一个没人的地方，将你心中的不满大喊大叫出来，甚至可以大声叫骂等，这样你心中压抑的不快就会释放出来了，人自然也会变得轻松起来。

四、通过运动来发泄内在的愤怒

将愤怒转化为运动可以帮助释放内在的紧张情绪。从医学角度而言，运动之所以能缓解压力，让人保持平和的心态，与腓肽效应有关。腓肽是身体的一种激素，被称为"快乐因子"。当运动达到一定量时，身体产生的腓肽效应能愉悦神经。适当的运动锻炼，还有利于消除疲劳。那么哪些运动能减压呢？通常来说，有氧运动能使人全身得到放松。想通过运动缓解压力，可以参加一些缓和的、运动量小的运动，使心情先平静下来，如跳绳、跳操、游泳、散步、打乒乓球等。另外，为了达到放松身心的目的，可以选择自己喜爱的、能产生愉悦感的运动，这样效果会更佳。在通过运动来排解情绪时，需要注意如下两个方面的问题。

1. 不要带着情绪去做剧烈的运动。如果带着太大的压力和不良情绪去锻炼，在锻炼中思绪杂乱，注意力不集中，反而会影响锻炼的效果。比如有人刻意去做一些激烈的、运动量大的运动项目，认为出一身大汗，压力和不良情绪就会全部释放出来。其实效果恰恰相反，这种激烈且大运动量的锻炼，会造成身体疲劳，加上原来紧张的精神，不但压力排解不了，情绪反而会更坏。

2. 运动宜适度。即指运动需合理把握时间，不要一次把自己累得不行，过量的运动会透支我们的体能，并且还有可能引发相关的疾病，这样就得不偿失了。

五、切勿因为释放愤怒而加深对自我的消极印象

你没有因生气而变得可恶和卑劣，你可以大声对自己说："我的确很生气，我有权利生气。如果只有这样做才能应对愤怒，那么我只能为自己的愤怒而感到愧疚。这样的感觉没有错，也没有使自己变得卑劣。"

六、将愤怒转化为自我定义的动力源泉

愤怒可以让你更清楚地知道自己在原生家庭中愿意接纳什么，不愿意接纳什么，帮助你定义自己的边界。这样一来，你可以很大程度地从顺从、妥协、害怕父母的陈旧的关系模式中解脱出来。愤怒可以帮助你将注意力重新集中在自己身上，不再为改变父母而做徒劳的斗争。

总之，愤怒是一个人对于受到不公正待遇的一种正常反应。很明显，受原生家庭影响而在内心留下创伤的人内心积累的愤怒要比一般人多一些。为了防止愤怒对现实生活产生影响，就要懂得为内心的愤怒找一条合理的通道，让它尽早地宣泄出来。

合理地释放你内心的悲伤

除了被压制的愤怒情绪外，对于抑郁症患者来说，其内在隐藏的悲伤也比内心健康的人要多一些。身处抑郁之中，我们要慢慢地将内在的悲伤合理地释放出来，这也是自我治愈的方法之一。从心理学的角度来说，悲伤是人们在面对失去时的一种正常的情绪反应。比如说，自小生活在缺爱家庭中的孩子，他们自小便要面对父母的无视、冷漠乃至语言上的伤害，在本该好好感受充足的爱的年纪，他们失去了安全感、信任、快乐乃至天真。而要释放内心积压的悲伤，就要先体会曾经失去过什么，曾经对怎样的经历而感到难过。

当回忆起曾经的种种，除了能感受到愤怒外，还能感受到悲伤、恐惧等一系列夹杂的情绪。只要让这些情绪真实地流露出来，就能冲破它们对你的束缚。在现实生活中，很多遭受过创伤的人，已经习惯了将之压抑在心中，让这些被压抑的负面情绪不断地摧毁自我价值，因为悲伤如此痛苦，许多人宁愿选择逃避或无视它。但这样做的结果就是任由悲伤在内心积压，反而从内伤害到自己，使自己陷入抑郁、低沉、痛苦的泥潭中无法自拔。

下面是两位抑郁症患者的自述：

"直到现在，我都不知道自己的童年经历了怎样的失去……我生活在一个落后地区的小山村。经济上的窘迫，令父母经常陷入巨大的不快中……很多时候，我便成了他们发泄情绪的对象，妈妈会骂我家里的钱都被我上学用光了，骂我是个没用的孩子……我似乎每天都在失去。为了不让父母活在压力中，我几次想主动辍学，于是就跟父母商议，放弃学业回到家里来帮助他们分担家务劳动，却被父亲大骂了一通，说我只有好好学习，才能对得起家里的付出……如果说我童年中缺失了什么，我觉得主要缺失的是爱、尊重和自信心。可能因为小时候内心积郁了太多愤怒和悲伤，在成年后一些看似微不足道的小事都能让我陷入情绪崩溃的状态中……"

"自己就像是一个被父母操控的没有灵魂的傀儡。在小学一二年级的时候，参加班级举行的文艺汇演，老师前一天通知了每个同学都要穿短裤，可是母亲却执意要我穿长裤去表演，那一天的演出只有我没有按照老师的要求着装，让老师有些不快。一直以来，自己所有的事情都是父母置办，根本没有表达自我的权利，直到高中的时候，才第一次穿上自己喜欢的衣服，现在看来，我是可以选择的，但是丢失的社交能力，却再也找不回来了。上大学后，每次参加社交活动，都会有一种无力感和无助感……畸形的童年，失去的是童真、应有的尊重和自我。在这样的环境中，可能是因为内在积压了太多的不情愿、委屈和悲伤，在离开家后，总时不时地会陷入痛苦的情绪中，无法自拔。"

从以上两位抑郁症患者的自述中可以看出，童年时期内心所积累的悲伤，在成年后会在不经意间转化为一种负能量伤及自己。生活中，很多人都会说，要祛除内心的悲伤很容易呀，我只要假装快乐，就真的能获得快乐。这种假装快乐的方式，其实就是对内在悲伤情绪的一种逃避。那么，对于创伤者而言，如何才能合理地释放出内在的悲伤呢？

一、要与童年的那个受伤的小孩进行连接，深切地感受他悲伤时的感觉

你可以找一个私人的空间，一个静谧的地点来和自己内心的那个孩子对话。你可以拿一张自己童年的照片，看着照片中的那个弱小、无助的孩子，对他大声说："你不需要为那些耻辱而负责！"他们忽视你，他们满足你，从而让你觉得自己没人爱；他们对你的语言暴力，对你自尊的贬低、自信心的打击，是因为他们在面对问题时感到束手无策而把你当成了情绪垃圾桶。

安吉便尝试运用以上的方法来排遣内在的悲伤情绪，她似乎看到了那个悲伤的小女孩，眼泪一下子便流了出来。她说道："天啊，我真的是太伤心了！真的极为难过。我为什么要经历这些呢？我感觉自己被悲伤围绕，为那个曾经的弱小的自己感到难过，但许多人的经历可能比我还要糟糕。"

释放悲伤是一种积极的行为，它会解放你，让你痊愈，让你可以用实际行动来解决自己的问题。只有用恰当的方式感受和表达出自己的悲伤情绪，才能释放那个受伤的"内在小孩"，免除他的内疚和自责，否则，你还会继续让悲伤来惩罚自己。

二、向他人倾诉内在的悲伤

倾诉，也是一种释放内在负面情绪的方法。在生活中，你完全可以找个好朋友向他倾诉你内在积压多年的悲苦，你会感到前所未有的轻松和自在。当然，在倾诉的过程中，你最好可以痛哭一场，因为哭泣也是释放自己负面情绪的一种有效方法。

有研究表明，哭泣可以减轻负面情绪对自己的压力。心理学家克皮尔

曾做过这样一则实验，他调查了 137 人，并将他们分为健康组和患病组。患病组是溃疡病和结肠炎的患者，这是两种与精神紧张密切相关的疾病。结果发现，健康组哭的次数比患病组多，而且哭后自我感觉较之哭前好了许多。

进一步的研究发现，人们因情绪压抑时，会产生某些对人体有害的生物活性物质。哭泣时，这些有害的化学成分便会随着泪液排出体外，从而有效地降低了有害物质的浓度，缓解了紧张情绪。

曾有一位美国学者做了一个有趣的试验：他让一组人观看感人的电影，并收集他们因感动而流下的眼泪；让另一组人切洋葱，也收集下他们因辣眼而流下的泪水。结果发现，因感动而流下的"情感眼泪"中含儿茶酚胺成分，而因切洋葱流下的这种"反射眼泪"中则没有。

医学上解释说儿茶酚胺是大脑在情绪压力下释放的一种化学物质，如果在体内积聚太多，就容易增加患心脑血管疾病的风险。因此，当你在倾诉过程中感到难过时，不要强忍着故作"坚强"，该哭时不妨尽情地哭出来。

三、悲伤也是有开端、中段和结尾的，我们必须一步步地经历这些阶段

在适当的时候，我们要及时让悲伤结束，尽管我们需要时间来消化悲伤，但这个过程不是无限长的。我们需要时间接受自己曾经的失去，也需要时间将自己的重点从过去的痛苦转移到现在的新生和未来的目标上面。最终，伤口总会变成疤痕。当我们接受了自己不需要为悲痛负责这一事实的时候，就会感觉好一些。

四、通过阅读、旅行等方式，开阔自己的心胸，放大自己的格局，以慢慢地化解悲伤

法国电影《与玛格丽特共度的午后》里的男主角查尔曼是一个从小受母亲嫌弃、一直缺爱的私生子。50 年以来他的整个人生都是灰色的，直到

165

某天午后在公园遇到 90 岁还爱读书的玛格丽特，她鼓励查尔曼阅读好书，在书中寻求真理。查尔曼在阅读中体会到了与世界连接的同理心，他不断地调整自己在自己心中的形象。最后，他理解并喜欢上了自己，释放出了内心的悲伤，走出了原生家庭的阴影。

在生活中，你可以尝试旅游、阅读等方式，从而让自己更多地与外界进行连接，以增长自我见识，扩大自我格局，最终你会觉得悲伤在生命中根本不算什么了。

重构自己的"内在系统"

美国著名心理治疗师苏珊·福沃德博士曾说："原生家庭带来的伤痛，无法轻易被谅解，即使假装一切都没有发生过，内心的伤痛也难以疏解。我们也只有释放了内心的悲痛和愤怒，只有将责任归于那些应该负责的人——你的父母之后，真正的解放才能降临。"这段话旨在告诉我们，只有找到"病根"，才是自我疗愈的开始。尤其是当你身陷抑郁，背负着"伤痛"负重前行时，你完全可以告诉自己：我没有做错什么，不必负重前行了。要知道，与原生家庭和解的第一步是接纳和放下。当你做到了这一点，接下来就要学会重构自己的内在系统。

我们要懂得，在原生家庭中的受害者，通常都有或自卑或自恋型的父母。这些父母通过打击、摧毁孩子自尊，或以强有力控制的方式来获得自信、自恋或满足感，因为他们眼中看到的只有自己，所以才会常常忽视孩子的感受，体察不到孩子因受到不公正待遇而导致的内心的悲伤、愤怒或无奈感。而身为受害者，要想与原生家庭和解，就必须通过观照自己的内心，看到自己的情绪，并去主动感受自己的情绪，告诉自己那个时候的自己有那种情绪是正常的反应，我们要接纳这些情绪，不管这些情绪是否是符合社会伦理道德的，先不要直接压抑，要学会接纳，当我们接纳了这些情绪，我们的那些伤痛才会慢慢愈合。

今年35岁的张新是北京某大型公司的技术总监。他的家庭状况很好，爸爸是北京一所著名大学的教授，妈妈是某家医院的外科医师。他从小就是在父母的鼓励下长大的，他清楚地记得，每次考试他获得好成绩时，妈妈就会对他说："如果再努力一把，你完全可以拿到更高的分数！"在学校做好事，受到老师表扬后，妈妈会说："是做得不错，你完全可以努力去帮助更多的人！"如果遇到了挫折，爸爸则会给他打气说："这点小挫折算不上什么，只要吸取教训，你可以将它踩在脚下，成就更优秀的自己。"……正是在这样的环境中，张新成为一个有完美主义倾向的人，而且凡事都喜欢以自我为中心。

从小到大，张新都是怀着父母的高期望向上不断攀爬的，他不仅成绩优秀，为人也和善，是老师眼中的好孩子，同学眼中的好同学。周围的亲戚和朋友，也觉得他是一个了不起的人。大学毕业后，他就顺利地找到了一份好工作，而且还建立起了一个幸福美满的家庭，几年时间便成为公司的技术总监。

在别人眼中，张新是一个优秀和成功的人，也极受人尊重，甚至周围的同学、同事都将他当成了榜样，处处都向他看齐。但是成年后的他却是一个不善交往的人，平时也没什么爱好，不会娱乐，不会享受生活。在工作中他对自己的要求特别高，还很要面子，十分在意别人对自己的看法，因此活得不太轻松。

他总是觉得自己除了工作外，生活毫无任何乐趣，而且还经常感到紧张、焦虑，不知道自己整天忙碌着到底是为了什么。周围的朋友都认为，他工作好、收入高，有花不完的钱一定幸福极了。然而，正是这丰厚的待遇以及优越的生活条件，让他觉得拥有金钱已经毫无意义。这种负面的情绪始终缠绕着他，再加上平时工作的压力，张新已经患上了重度抑郁症。

在张新看来，他的父母无疑是爱自己的，但这种爱却显得有些狭隘。父母很可能是为了他们的自我满足感或成就感而忽视了孩子的真实感受。从家庭教育方面来说，真正的爱，不是简单的给予，不是及时的鞭策，而是在尊重孩子内心最真实意愿的前提下，给予他们适当的拒绝、及时的赞美、得体的批评、恰当的争论、必要的鼓励、温柔的安慰与有效的督促。不合理的给予以及破坏性的控制，都有一个共同点：给予者往往以"爱"做幌子，只想着满足自己的需要，却从不把对方的真实情感体验当一回事。

生活中类似于张新的人有很多，他们要想真正地治愈自己，与原生家庭达成和解，首先要有极佳的自我反省能力，而且也要有设身处地为他人着想的能力。因为他们对自己童年的世界没有清晰的认识，缺乏必要的尊重，总是想要控制和操纵它。谈及童年，多数人会如张新一样，表现出无知、轻视，甚至还会不屑、蔑视、嘲讽等，他们没能够认真地看待自己童年的命运，对此更是缺少真正情感上的理解，除了听父母的话，他们根本不清楚自己内在的真实需求是什么。他们将当初的遭遇深埋于心底，给自己留下了有个美好童年的幻想。这个时候的他就应在专业的心理咨询师的指导下，先正视和认识到童年的"阴影"的存在，然后再开始更新和重构内在的心理系统。

至于张新心理上出现问题的根本原因在于：他自小就活在父母的期待中，在长久与父母的相处过程中，他已经将父母的角色深深地刻在了自己的头脑和内在，而且还将他们变成一个角色来管理自己，不断地鞭策自己。

对于张新来说，他过去对自我的认知是父母帮他建立的。无论在学习与生活中，父母都会督促他：你要变得更好，要努力要积极向上。即便是受挫时，爸爸也会告诉他，要把自己"不好"的部分隐藏起来，踩在脚下，要么放在一个黑黑的"仓库"里。但是那些被他隐藏的部分总会在无意识中被他看到。当这个部分出来的时候，张新便会发现自己不仅被卡在焦虑与空虚的情绪里，还卡在过去对自己的要求和期待里。当然，他的这种期待与他的父母有关，他自小在父母的督促下天天努力、不断上进，不敢有丝毫的懈怠，以达到那个"最好的自己"，却忽略了自己内在的真实情感需求，他完全把自己当成了实现理想自我的工具。因此，对张新来说，要解决当下的心理问题，他要做的就是勇于打破内在的那个"父母"，在内心建立一个自己的"父母"。在小时候，我们对自我的认知都来自父母，但是对于成年后的张新来说，他的心智足以成熟，足以在内心重建一个内在的自我认知。当然，这是一个艰难的过程。比如，当他在工作表现欠佳、劳累无比时，当有内在的"父母"出来指责他时，比如"你不够好""你得努力""你不能松懈"等，他完全可以以内在"父母"的口吻，将这些话换成："宝贝，你已经做得很好了，如果能停下休息一下，出去放松一下，会更好。"他可以在自己内在做一个决定：将小时候内在的"父母"对他说的话，换成另一个"父母"，说给自己听。换言之，他要创造一个自己想要的"父母"，通过暗示作用，将其放在自己的内在意识中。

在生活中，假如他的爱人埋怨他，孩子不理解他，这时候他的内在"父母"可能会出来指责他说："你看你，什么都做不好。你必须努力才行啊！"当这个声音出来的时候，他完全可以开启一个新的频道，使用妈妈过去说话温柔的语音语调，然后加上他喜欢听的话，比如："宝贝，妈妈知道你受伤了，过来，让妈妈抱抱、拍拍。"这个时候，他可以闭上眼睛，想象自己在一个温暖、安全的地方，有人在保护自己。

在这个过程中，张新完全可以向内在的另一个"父母"倾诉自己的痛苦，然后尝试着去接纳这些痛苦，去感受它，将它变成自己生命中的一部分，最终再去改变当前不恰当的行为，让自己得以治愈。

在现实的心理治疗中，打破原有的"自我旧系统"，是一个不易的过程。因为我们成年之前的自我认知系统的建立，源于我们的原生家庭，很多时候源于我们的父母。正是这套系统，无意识地指挥着我们的行为，引领着我们走到现在，并通过内在的负面"阴影"与正面、积极的能量影响着我们。一旦你卸掉内心的戒备，便会体验到五味杂陈的情感：愤怒、焦虑、痛苦、迷惘，尤其是悲伤。在你心中根深蒂固的父母的形象毁于一旦，必然也会引起强烈的失落感和不被接纳感。这时就要给自己充足的时间来消化和吸收这种情绪，当你敢于正视它确实存在的时候，就是你需要自我反省的时候。当你通过深刻的自我反省感知到自己的负面信念是如何影响自我情绪的，而自己的保护策略又是如何影响自己的日常生活的，你就能看到另一个世界，这个世界才是真实的、通往幸福的世界。这个时候，你就要告诉自己，你是自由的，你可以重新构建自己的认知思考和情绪，然后慢慢地将这些负面"阴影"给清除掉。

接下来，你便可以启动你的改变之路了。当你接受自己原本的样子时，你就能改变了。改变并不是强化保护策略，而是砸碎这层厚实的外壳，透出内在的光亮，让你和身边的人都活得真实，更具人性，更有意义。这个时候，你会认识到尽管自己是不完美的，尽管自己有这样那样的缺点，甚至缺陷，你也要对自己满意，为自己骄傲。当你接纳自己的不完美时，就是你自身价值得以提升的时候。当你真实地认识到自己的价值，也就意味着你的心灵走向了成熟。

之后，你就可以通过具体的练习策略来重新构建和更新自己的内在系统。比如，你可以做出一些让别人失望的事情，可以带着好心情对别人说"不"……当你情绪激动的时候，试着将自己想象成一头驴，运用"母驴冥想"的方法对待别人发来的"攻击"，这时你可以让自己保持独立自主的状态，等等。当你与内在自己的关系越来越好，便也会和蔼地对待身边的每一个人，与他人的关系也会越来越亲密。

在这个过程中，请记住一句话：只有我们允许成为我们自己，才能获得自由，获得成功人际关系的基石。我们必须接受自己的缺陷、伤害、错误和对完美的幻想和追求，接纳一些不确定和不安全感，这样才能达到治愈的目的。

美国作家斯科特·派克在《少有人走的路》中说："真正意义上的爱，是不断自我完善，也意味着心智不断成熟。"而与原生家庭和解，就是自我不断完善的过程，也是心智不断成熟的过程。如果我们不去跟内在的"父母"达成和解，就很难真正地去爱自己。

冥想疗愈：
潜入你的"小宇宙"，平抚你的伤痛

　　人在抑郁状态下，极容易深陷或沉迷于消极的想法里无法自拔，就像笼子中那只踩着转轮的小白鼠，逃而不能。在这样的情况下，冥想对缓解抑郁极有帮助。简单地说，冥想是指让人停止意识之外的一切活动，使人达到"忘我之境"的一种心灵自律的行为，并且它已经被广泛地应用于抑郁症的心理治疗与心灵成长活动中。冥想可以有效地让人减少紧张、焦虑、抑郁等负面情绪，有规律地冥想，可以使头脑获得平静、幸福感，使得我们的专注力增强，创造力提升，并获得更好的人际关系。另外，冥想还可以让人体验到自身的内在光芒，重拾自信，感受静谧的力量。因此，要缓解你的抑郁，那就从学习冥想开始吧。

让内心平静下来的良方：冥想

　　贝拉是轻度抑郁症患者。对于抑郁症患者来说，由于不同的生存环境，引发抑郁症的原因也各不相同，而对于贝拉来说，导致她身患抑郁症的原因主要有以下几个。

　　1. 对自我的预期"过高"，而现实带给她的心理落差太大，从而导致心理上的焦虑和不安。

　　2. 她的身边缺少能够听她排解忧愁，并能给出有效建议的朋友，包括父母，而也是因为这些人对自己的不理解反而加重了她的抑郁症。

　　3. 个性要强，有点理想主义，对滋生的负面情绪不能进行有效的疏导。

　　后来，在抑郁中挣扎的贝拉辞去了工作，开始到不同的地方旅行。一个偶然的机会，她到了印度，在那里，她接触了冥想。那是在印度斋普尔的一座山上的寺庙中，她体验了十天的全禁闭式的与世隔绝的冥想课程。在这十天的时间里，她学习到了一种极为重要的呼吸方法。课程结束后，贝拉的精神大为改观，后来，通过一段时间不间断的冥想练习，她的抑郁症渐渐地得到了好转。

　　贝拉的十天究竟经历了什么呢？

　　在这十天的时间里，贝拉体验到了完全的禁语，切断与外界的一切联系。那是一个很漂亮的寺院，有野生的猴子和孔雀跑来跑去。她被没收了手机、电脑、钱包、书本、笔之类的所有可以用来记录的东西，只保留日常洗漱用的东西。寺院安排每个学员单独一个房间，吃的全是素餐，基本上就是各种咖喱蔬菜大杂烩，晚上只提供简单的稀饭，其他大部分时间都是在打坐冥想。

　　贝拉每天4点多钟起床，寺庙里有专门的管理者拿着小闹钟到处敲门，如果学员犯懒不去，会被人亲自敲门叫醒。学员们冥想的地方在一个有阳光洒进来的大房间里，每个人可以领一个蒲团打坐。前面教授冥想的老师是一男一女，他们会放一些录音，教人如何静坐，如何调整自己的呼吸。两位老师的声音极为和蔼、温柔，有着穿透人心灵的力量，让人极为舒心。

贝拉回忆道，自己前几天的课程，只是专注于呼吸，完全放入感情地去感受呼吸，情绪的波动会带来呼吸的平缓或者急促、紧张、焦虑、不安、失落甚至是愤怒，这些都是在冥想过程中经常体会到的。在此过程中，学员不用刻意去控制自己的呼吸使之保持在同一个频率上，而是自然地去感受，不去做任何反应。固定的行为模式下，人会有更多的时间去察觉自己内心的七情六欲。在日常生活中，这些七情六欲总会指挥着人去做出回应，而在那个时刻，你会明白即便一个人什么也不做，这些七情六欲也会调皮地蹦出来，但它已经无法指挥你。这几天的课程，贝拉称它为"领悟期"。

接下来的几天，老师教会了学员们一套更高级的呼吸方法，即建立在前几天的修行基础上，让学员更细致地去观察身体的变化，同样对于情绪不做反应，但是注意力集中的点变化了。老师让学员按照从头到脚，再从脚到头的顺序去细微地体会每一寸皮肤的变化、每一点能量的流动，学员能清楚地感觉到能量在流动。全部的注意力在哪儿，就能感受到那寸皮肤表面细胞的变化，或者是轻微的，或者是剧烈的，并且在跟着自己的注意力转移。这种感觉是极为奇妙的，也是贝拉从未有过的体验。但这个过程是极为困难的，因为人会不时地被凭空跳出来的情绪或者其他意念所带走，且需要很努力才能将这种感觉拉回来。

从刚开始的无意识到后面的下意识，这需要强大的意志力才能完成。而在后面的几次练习中，贝拉明显地感受到了潜意识层面的一些似曾相识的画面，比如她似乎感觉到自己遇到了日思夜想的奶奶，并与她进行了愉快的对话。最让贝拉感动的是，在此过程中，她觉得自己感受到了巨大的幸福和愉悦，体验到了从未有过的温柔和平和。有了这样的感受后，接下来的一段时间，贝拉每天都能体会到快乐的感觉，脸上挂着抑制不住的笑容。而她自己也不知道这种快乐从何而来，到哪儿去，就是纯粹的快乐，虽然每天持续的时间不太长，但让她真的难以忘怀。

自从有了这样的体验之后，贝拉便每天坚持冥想，再加上那段时间旅行带给自己的新的体验，贝拉慢慢地走出了抑郁，成为一个拥抱阳光的人。

冥想对缓解抑郁有一定的效果。关于冥想，西方学者指出，冥想的原理在于：一天花 10 分钟到 30 分钟静坐，将注意力集中到一次呼吸、一个词语或者是一个形象上面，训练自己将注意力集中到当下的时刻。通过一些简单的动作练习，可以使人告别过去种种不快，帮助人平衡负面情绪，重新掌握生活。与传统的瑜伽作用比起来，冥想不仅可以有效地锻炼身体，更重要的是它可以平衡人的情绪，从而达到真正意义上的"修心养性"。

冥想是一种意境艺术行为，一个人只有通过实际的体验才能够真正理解其中的奥妙与真义。在当下的社会，我们的情绪很容易产生波动：亲情、爱情、友情带给我们的喜与忧，学习、工作、升迁、降职带给我们内心的躁动，还有那不可抗拒的生老病死带给我们的心灵上的恐慌……而冥想，简单地说，就是让人停止意识之外的一切活动，使人达到"忘我之境"的一种心灵自律的行为。

西方一位有名的冥想教练列克·汉斯博士在解读冥想的奥秘时说过这样一段话：

冥，就是泯灭；想，就是你的思维，思虑。冥想就是把你要想的念头、思虑给去掉。可以说，冥想就是除祛心灵污尘，给心灵洗澡的有效方法。我们每天可以抽一点时间，以一个简单的动作开始冥想，整理我们纷乱的思绪，暂时忘却工作，忘掉烦恼，让自己进入一种全新的忘我的境界之中。

可见，冥想就是调整内心的节奏、祛除烦恼，达到忘却当下的"无为"境界的一种方法。人在抑郁状态下，极容易深陷或沉迷于消极的想法里无法自拔，而冥想则可以暂时隔离人与消极情绪，从而达到内心的平静。在冥想的时候，抑郁者可以通过静静地重复呼吸来调整身体的节奏，通过调整身体来调整心的节奏，然后让心的波动飞向那静寂的世界，飞向那广阔无垠的世界，展翅翱翔，暂时让自己与烦恼隔离，这也是冥想的本质。

心理学家也指出，人在冥想过程中，脑波会变得异常安定，心情也会变得逐渐平和，全身的肌肉会变得放松，人体内的内啡肽、多巴胺等激素的分泌会越来越活跃，因此人体的免疫力就会逐渐加强。另外，冥想过程中，我们会在不知不觉间改善自身那些不好的性格与行为，让自己变得更客观、更安定，更能以积极的态度面对现实世界。同时，在此过程中，我们的记忆力、思考力、创造力也会得到提升。成功的冥想能够有效地清除我们脑子中所有分散精神的东西，包括紧张、不舒服、烦恼、疼痛和恐惧的根源。一位有着几十年冥想体验的练习者说，长久的冥想可以让人产生更高的警觉性，使人的心智更为成熟，拥有更敏感的知觉性。

可以说，冥想是一种心灵的感受，是用心灵的作用去影响身体，调整人内在的情绪状态的方法，是一种健康的生活方式，是一种对生命深切体悟的过程。

在很多人的观念中，冥想就是静坐在一个地方，闭上眼睛，通过有效地调整呼吸，尽力将心灵排空的一种状态。其实，冥想并非一种方式，而是指人身心达到的一种境界，在一种平稳、宁静、舒适的状态之下，将意识集中导向无限的本体之中。聆听身心的窃窃私语，能使你了解自己体内发生的事情。

在这个时候，人意念中所呈现的东西，或许可以让其品味出人生与生活的真谛。在这样做的过程中，人会处于一种"平和、领悟、安详"的境界。总之，冥想是一种有效缓解抑郁，调节自我情绪的良方，它所用的时间不会太长，对场地也不会有特别多的要求，是每个人都能做到的一种简单的修身养性的方法。因此，对于处于抑郁中的人来说，当焦虑情绪袭来时，请学着开始冥想吧。下面的几个动作就可以让人进入状态，有效地缓解情绪。

1. 在一个空间里直坐，双手分别放在腿部。刚开始你的脑子可能乱得像一锅粥，但是，头脑是可以被驯服的，你可以将精力集中到一个点上。一个有用的方法就是将你的注意力集中到眼前的一个物件上，缩小你的视野，排除杂念。另外，要集中你的注意力，你可以不断地重复一句话，这样有助于你集中精力。

2. 当注意力集中后，你就可以进入下一个状态：什么都不想，心无杂念。做到这一点很困难，但行之有效的方法是：每当有什么想钻进你头脑时，你要有意识地将它们拒之门外出去。经过这一练习，你就能学会如何排除杂念，使自己不再受思想的控制，开始真正地找到自我。

初学者需要了解的冥想练习常识

自我觉醒团体的创始人雅各纳达在其《内心平和》一书中这样写道："平静是我们应具有的迎接一切生命体验的最理想的状态。"有"西方最伟大灵魂导师"之称的雅各纳达认为，通过冥想可以使人达到内心平静，缓解内心的压力和紧张感。因此，对于抑郁者而言，欲找回心灵的宁静，暂时祛除内在的烦恼，那就开始学着做冥想吧。可能对很多抑郁者而言，刚开始学习冥想，并不懂得该如何去做，这就需要主动去了解一些练习冥想的常识。

做冥想时，一个人必须暂时脱离现实的世界，即关掉你的手机、电话、传真机等通信工具，力求在这段特殊的时间里，别让任何人或事打扰到你。同时在冥想开始前，还需要注意以下几个问题。

一、应该在哪里冥想

学冥想无须特别的工具或者场所，当然了，你可能希望设定房间的一个特殊角落，一个平静安详宁静的地方，作为你的私人净地。你可以在这个角落里布置一些对你含有精神意指的东西或者是特殊符号，以尽快让你进入状态。

你还可以从大自然母亲那里获得帮助：待在海边，仔细地倾听海浪撞击岩石的声音；穿过茂密的森林小径，仰望如教堂穹顶一般广阔的树荫；或者站在溪流边，倾听流水的声音；又或者凝望月亮升起，静观鸟儿从头顶飞过。

二、在冥想开始前，你应该做哪些准备

在开始冥想前，你最好能穿上宽松的背心和裤子，再进行简单的解压运动。先轻握拳头，轻柔地按摩腹部，让身体逐渐放松。然后，再平躺于地板上面，左右滚动整个躯体，让整个身体的肌肉得到放松。最后，想象自己被包裹在明亮的光芒之中，感受这种安逸感和幸福感。

三、冥想应该使用什么坐姿

最传统的冥想静坐方式应该是盘腿而坐，然后双手的大拇指和食指相抵，其余三个手指伸直放松，最后把双手放在膝盖上，掌心朝上。而后，放松全身肌肉，逐渐去缓解身体的紧张感。除此之外，冥想还有其他许多姿势，比如仰卧，即坐在自己腿肚子上或直背静坐椅子上等。

你在坐的时候，一定要挺直脊背，可以想象自己的头被一根绑在天花板上的绳子吊着。

四、冥想一定要坐着吗

很多人觉得，冥想就是找到一个安静的地方打坐，其实这只是其中一种方式。任何能够减缓思想的行为都是冥想。冥想的妙处就在于任何人在任何场所都可以进行，不需要花太多时间就能有所收获。

其实当你专注于某一种感觉的时候，就已经是在冥想了。很多人打坐时很难进入冥想，这时完全可以尝试更适合自己的冥想方式。有些人唱歌、跳舞、打太极拳、跑步时特别投入，可以全身心沉浸在好的感觉中，摒弃外界的嘈杂，这就是冥想。甚至有些人在做饭时，不需要有思想介入，特别享受当下这种感觉，投入在享受的过程中，这也是冥想。总而言之，冥想就是减缓或不去思考。例如跑步时，如果全身心感受身体的动作，那就是冥想；如果跑着跑着就开始想事情，那就不是冥想了。

五、冥想时应该睁眼还是闭眼

如果可能的话保持眼睛睁开，使所有感官都处于开放的状态。冥想的目的不是睡着，而是为自己找到一种"放松的灵敏状态"，这既不是昏昏欲睡，也不是无比清醒的状态。保持眼神"温柔平和"，也就是说，不要特别专注于什么东西，并保持嘴巴微微张开。

六、冥想中该保持怎样的一种状态

冥想要专注于自己的一呼一吸，找到呼吸和身心的统一。也可以使用集中冥想法进行冥想，即先烧上一炷香，选定一个对象，调节呼吸的同时让思绪随着袅袅的紫烟一起升华。另外，你也可以借助于旧物、山谷明月、林中溪流等外界事物进行冥想。

七、冥想要采取怎样的呼吸方式

一般是用鼻子深呼吸，让肺部充满空气，腹部和整个胸部因而扩张。然后再用鼻子或嘴缓缓呼气，到接近呼完就把腹肌收缩，将腹部所有的气体排空。当熟练了这种腹式呼吸之后，就可以进入冥想状态了，这时，伴随着冥想音乐，有助于我们达到忘我的冥想境界。

八、如何判断自己进入冥想

练习冥想时，可以坐在一个垫子或者椅子上，找到一种让自己觉得舒服的姿势。然后把心灵聚焦在一个选定的物体上，比如你的呼吸（主要口鼻的感觉），努力地把这种感觉留住，也许很快你就会走神或者感到腿痒痒，也可能会想到待会要做什么，这时努力把注意力带回到呼吸上。随后，观察自己的情绪，可能一瞬间，烦躁、悲伤、寂寞、恐惧等情绪会涌来，此时我们依然在冥想中。去承认这种情绪，找到它的起源，不需要对抗它。接下来还可以观察自己的想法，比如突如其来的忧伤过后，可能会想，"其实我还是没走出刚刚的失恋"。经常这样做，我们会更擅长听从内心的声音。

九、每次冥想要持续多久

很多人都推荐每次冥想要坚持 20 分钟，一天 2 次。对此，灵魂导师雅各纳达指出，问题的关键不在于你冥想了多久，而是通过冥想，它有没有将你带入一种自我存在的状态，在那里你放下自己，和自己的内心交流。

刚开始做冥想时，你可以尝试四五分钟冥想一下，然后休息一分钟的时间，再进行冥想。如果你的时间允许，可以每天早晚各练习一次，每次练习 30 分钟左右。早上的练习，应该在起床洗漱、排泄之后，早餐之前进行。晚上练习，最好在晚饭一小时之后，入睡一小时前进行。

了解以上几个冥想练习常识后，你就可以开始你的冥想之旅了。坚持一段时间后，你会发现其对调节情绪和身心的神奇作用。

体悟练习：从冥想中的"自我观照"开始

生活中，人们经常会忽略自我观照，这主要是因为外在的种种诱惑使我们的心灵迷失了。在诱惑面前，我们从不肯让自己的心灵去休息，大脑不停地转，心心念念都是名和利。我们将自己搞得疲惫不堪，大脑变得异常迟钝，对周围的环境也不再敏感，对自我的心灵需求更是麻木，我们每日都被烦恼、忧虑、焦虑所缠绕。对此，要获得心灵的平静，我们应该每天抽出时间来对自己进行整理。学着闭上眼睛，用意识来观照自己，你可以尝试以下的冥想观照法来整理自我，平衡负面情绪。

一、观照自己与宇宙

独坐在一个房间，或独自坐在河岸边，或任何能够独处的地方。开始觉知你自己的呼吸。闭上眼睛，感知"自我"就在自己的面前：在树间、草地上、叶缝中、在河中。清楚地感知自我就在宇宙中，而宇宙也在你之中，假如宇宙存在，你就存在；假如你存在，宇宙也就存在。让自己进入一种"既无生，亦无死，既无来，也无去"的状态。然后轻轻地微笑，开始专注于你的呼吸，观照 10~12 分钟。

二、慈悲地观照你最恨的人

找个安静的地方坐下来。开始调整你的呼吸，并轻轻地微笑。观照那个最让你受苦的人的影像，观想他让你最恨、最轻视或最厌恶的特质。试着检视这个人的日常生活，什么会让他快乐，什么又会折磨他。观照这个人的内心：试着看透这个人以何种思维方式或推理方式来生活。审查这个人所希望与行动的动机是什么。最后，再观照这个人的观点是否开阔自由，是否容易被偏见、狭隘的心胸、憎恨或者愤怒情绪所影响，观察他是否是自我情绪的主人。

照这样继续下去，等你看透这个人后，你内心就会感到释然，你的慈悲情怀也会一点点地从心底生起，犹如一口充满了清新之水的井，而你的愤怒与怨恨便开始消散。对同样的人，你可以反复地做这项练习。

三、观照他人的痛苦，生起慈悲

静坐下来，闭上眼睛，开始调整你的呼吸。选一个你所知的处于痛苦状态的人作为观照的主题。在进行冥想观照时，你要尽量看出那个人正在经历的一切痛苦，比如疾病、贫困、身体的疼痛等。进一步，你再开始观照个体因为"受"所造成的痛苦，比如其内在的心理矛盾冲突、仇恨、嫉妒或者内疚等。然后，再看看他由"想"所带来的痛苦，比如内心的悲观或阴郁狭隘的心态思维所面临的问题。再看看他是否被恐惧、失望、绝望或仇恨等所驱使。再看看他是否会因为其处境、烦恼、他周遭的人、所受的教育、宣传等将自己封闭起来。

静观这些痛苦，直到你的内心生起一股清泉般的慈悲，直到你能了悟那个人是因为环境与愚痴而在受苦。你决定尽可能用最安静、最谦逊的方式，去帮助那个人脱离当下的困境。

四、观照你人生的成就

选择一个安静的地方坐下，开始调整你的呼吸。开始回忆你人生中重大的成就，并逐一地审视它们，检视引导你迈向成功的才华、品格、能力以及其他有利的条件。你认为成功的主要原因是你自己，并因此而感到自豪和满足，开始审视这种情绪，体悟出你以为的成就并非属于你自己，而是属于非你能控制的各种因果条件的和合。

当你能真正地舍弃它时，才获得真正的自由，不再被它所困扰。回忆你生命中最痛苦的挫败，再逐一地审视它们。再检视你的才华、品格、能力，以及其他导致你挫败的不利条件。检视你心中觉得自己无法成功所涌现出的复杂的情绪，以因果观来审视这件事情，了悟你之所以挫败，并非因你无能，而是因为缺少有利的条件。了悟你根本无能为力去承担这些挫败，了悟这些挫败并非你个人的事情。了悟到这一点，你就能从挫败感、自卑感中解脱。只有当你能舍弃它时，你才真正地获得了自由，不再受其干扰。

切断"自我"与"烦恼"之间的关系

身处抑郁中的你，是否总会因为别人的一句难听的话而烦恼？是否只愿意诉说而不愿意倾听，在别人打断你谈话的时候感到难以忍受？是否会因为自己的固执而与别人发生意见方面的冲突？……其实，这些情绪的产生，主要在于太过执着于"我"。对此，可以尝试一下"忘我冥想法"。在做这个冥想训练的时候，要尽力降低内心"我"的感觉。当你真正地摆脱自我，与这个世界联系在一起时，你就能更为平和地看待周围所发生的一切，不会欢悦，亦不会忧伤，这样就能切断"自我"与烦恼之间的联系了。

对此，你可以尝试这样的训练。

一、学着去解读自己

生活中，我们对自我的情绪其实一直都是有喜好，有要求的：希望快乐能永驻，烦恼、焦虑远离，最好永远别登门才好。高兴的时候，我们是如此喜欢与赞赏自己，而痛苦、忧伤的时候我们又是如此烦恼自己。你从来没有无条件地理解过自己，又如何去奢望别人能理解你呢？你看自己不好时，也会看别人不顺眼，于是，冲突和焦虑便来了。要想内心恢复平静，就要学着运用冥想法去解读自己。你可以尝试练习。

找一个安静地方坐下，闭上眼睛，仅仅作为一个观察者，不带有任何评判，纯然地去观察你的情绪和思维。让思维像放电影一样在你的脑海里流过，你像个局外人一样，只在那里看着它，感受它就行，没有好坏对错的评价。就这样待着，仔细看看痛苦具体是什么样的，痛苦时你的身体有什么样的反应。你哪儿最不舒服，就首先观察和感受身体的哪个部位，仔细体会这个不舒服（或疼痛）的感觉。沉静下去，细细地体会你全身每一寸肌肤、每一个细胞的感觉。

坚持做下去，你的灵魂就会相信，不管你现在是怎样的状态，你对自己的爱始终在那里，不多不少，不增不减。

二、跳出自己的角色去观察对方

找个幽静的地方坐下，努力跳出自己所处的角色：你是无任何身份的观察者，然后再试着去与他人进行接触，你会发现不管是社会地位比你高或比你低的人，某种技能比你好或比你差的人，你和他都是平等的。当你以旁观者的眼光去评判某件事的时候，你会发现对方身上有诸多你以前从未察觉的好品质，这时你的心情便能释然了。

可以试试下面的想象冥想：

在你和上司（或老板）说话时，看着他的眼睛，心里想象自己不再是他的下属或员工，你是一个和他没有任何关系的人，你头脑里没有任何可认同的身份，你心里不再有惧怕他，想要讨好他的感觉，只是纯然地去看着他的眼睛，听他说话，观察他的表情，任由你本能的情感和动作流出，说你想要对他说的话。你会发现，其实你的上司或老板是一个挺有魅力的人。然后，你与他的种种不快也便会消失了。以此类推，你也可以对身边的亲戚朋友做这个练习。你的人际关系会有一个良好的改善，你也不再会因为与他人发生冲突而郁郁寡欢了。

意义冥想：让你重新找回生活的激情

许多人在工作的初期，都是有理想、目标和追求的。虽然未来的道路很漫长，但是有明确的方向，也就有了十足的工作动力。随着时间的流逝，当自己梦寐以求的东西陆续到手的时候，就会突然感觉前面的道路变得迷茫了，完全不知道自己今后的工作和生活是为了什么。于是，只是机械地整日整夜地加班、熬夜，把自身搞到身心俱疲、焦虑不安，陷入抑郁，这时的他们始终搞不明白自己做这一切是为了什么，自己究竟是为何而活的，觉得自己的生命已经枯竭了。

如何才能重新找寻到工作的意义，从而使自己走出抑郁的泥潭呢？针对这样的心理，维也纳医学博士弗兰克尔开创了意义疗法。意义疗法是一种在治疗策略上着重引导就诊者寻找和发现生命的意义，帮助消极的人树立明确的生活目标，并最终让他们以积极向上的态度来面对和驾驭生活的心理治疗方法。这种心理疗法可以让人们懂得"为何而活"，然后去迎接"任何困难"，从此走上追求生命意义的人生道路，并从中体验到真正的人生幸福。意义疗法的发明者弗兰克尔本身就是该疗法的最大受益者。

第二次世界大战开始以后，身为犹太人的他拒绝了美国为他签发的移民签证。后来，他就被纳粹党送进了集中营。在那段艰苦的岁月中，他失去了父母、兄弟、妻子，只有他的妹妹与他一起活了下来。当时他一无所有，他只有一条生命在漫长的、毫无意义的日子中残喘。

在那段时间，他心情极其低落，觉得死亡或许可以使自己获得解脱。

就是这个时候，激发了他要开创意义疗法的灵感。他之所以能够活下来，正是因为当时他已经开始思考和总结意义疗法的框架。

当时，弗兰克尔在集中营的主要工作就是不停地挖地沟和隧道，单调而又乏味。他经常在寒冷的冬天穿着十分单薄的衣服御寒。当时，他认为自己除了"赤裸裸的生命之外，已经没有任何东西能丧失了"。那时候只有"服从生活的命令"，这样的生活从另一方面又警示了弗兰克尔，意义的答案不止一个，每个人都需要找到一个特殊的理由生存下去。比如有些人可以为了保持尊严去忍受痛苦，有些人在绝望中还相信生活依旧对他们有所期待，有些人为了亲友的爱而继续活下去……

从集中营回国时，他有了这样的认识：人在任何情况下，都有选择他们行动的能力。在一切情况下，包括在痛苦和面临死亡之时，人都能够发现生活的意义。在人的人格动机体系中，起支配地位的是意义与意志，它对人的心理健康起着十分重要的作用。这是意义疗法的核心内容。

尽管弗兰克尔没有告诉我们用什么样的方法去发现生命意义在何处，但他对什么是意义以及怎么找到意义提出了一些指导。他认为活得有意义是人生活的基本动力，应具有以下四个特征。

1. 对自己认为有意义的目标的努力。

2. 它是可能完成的，并且是可行的目标或行动。

3. 以自我为中心的人为他人付出得越多，他可能获得的就越多。

4. 意义感在人的一生中能够改变或改进。

在工作中的每一天，每个人都有机会了解到不同人的人生方向与目标。比如，一个公务员可能投身于救助和照看流浪动物的行动中去，致力于把这个世界变得更好；一个商人，可能在商业方面获得了巨大成功，心里却藏着想成为一个艺术家的梦。每个人都在用自己的方式，寻找着属于自己的人生意义。找到人生的意义是人生的一项巨大挑战，同时也是一种最大的满足。而意义疗法就是当人们在绝望之时，转变人的观念，让他们找到属于自己的生活或生存意义的基本方法。它主要包括以下几个方面。

一、如何看待自己的工作

你在从事什么样的工作？做到了哪个职位？对于自己正在从事的这份工作，又是如何看待的？对于某个人来说，他可能已经对自己的工作失去了兴趣和新鲜感，甚至开始厌倦和反感了，或者已经觉得心力交瘁，没有任何成就感了。

其实，从事什么工作并不重要，重要的是如何从事这项工作，对工作怀有何种态度。只有积极的、有创造性的、有责任感的态度，才能赋予工作以意义。而对有些人来说，工作已经成了填补他们空虚生活与无意义感的手段。若以这样的态度对待工作，那么每个周末来临时，无目的、无意义的生活状态就会袭上心头。然而，工作并不是发现生命意义的唯一途径，我们可以保持内心的自由，从困境中发掘出我们为战胜工作难题的存在意义。

二、如何看待爱情

弗兰克尔将两性之间的关系分为三个层次：生理的、心理的、精神的，这三者分别对应着性、情和爱。

生活中，很多人恐惧单恋带来的紧张，或不相信爱的存在，因而回避一切爱的机会，将两性关系降到较低的层次。对于这些人，意义疗法采取的方法是：引导他们学会并乐于接受"九苦一甜"的爱，并让他们学会承担爱情带来的责任。

对于一直单身，没有找到对象的人来说，意义疗法的作用是让其明白，爱情的本质不是索取，而是通过付出得到一种幸福的体验。体验爱情的幸福，才是爱情的意义所在。

对于失恋者来说，意义疗法的作用是：让其懂得获得爱情不是占有对方，而是看着被爱的人幸福。让被爱的人幸福，让对方获得他（她）想要的幸福，我们的爱才会不受束缚，才能自由飞翔，才会天长地久。

三、如何看待生活苦难

苦难中，人们可以得到一个机会去实现最深的意义与最高的价值——

态度的价值。因为正视命运所带来的痛苦，本身就是一种进取，而且是人所具有的最高层次的精神进取。

苦难可以使人远离冷漠与无聊，使人变得更为积极，从而成长与成熟。当然，只有在痛苦是不可避免的时候，忍受痛苦才具有巨大的价值。

从某种意义上说，当发现一种受难的意义，如牺牲的意义时，受难就不再是受难了。否则，苦难就不能成为苦难，忍受也没有什么意义了。

最后，需要注意的是，我们不应该总去追问生命的意义是什么，而应当负起生命中的任务所赋予的责任，在完成这一使命的过程中，生命的意义将逐渐呈现。

如果一个人只以快乐和幸福为目标，就常会找不到快乐和幸福；而放弃这一狭隘目标，全身心投入生活时，快乐和幸福反而来了。

静默冥想：平抚情绪，"修复"疲惫的心灵

一位探险家，到南非的丛林中寻求古代文明的遗迹。为了赶路，他雇用了当地人作为向导及挑夫，一行人浩浩荡荡地向丛林的深处走去。那群土著人的脚力过人，尽管他们背负着行李，仍旧健步如飞。在整个队伍的行进过程中，总是探险家先喊着要休息，让挑夫停下来等他。

一连行进了三天，探险家虽然体力跟不上，但是希望能够早一点到达目的地，于是硬撑着跟着队伍行进。到了第四天，探险家一觉醒来，便立即催促挑夫打点行李，赶快向前。不料那些挑夫竟然拒绝行动，这令探险家很是恼怒。

经过仔细打探，他了解到这群挑夫自古以来便流传着一项神秘的习俗：在赶路时，皆会竭尽所能地拼命向前冲，但每走上三天，便需要休息一天。探险家对于这项习俗很是好奇。对此，当地的土著人告诉他说："这种休息方式是为了让我们的灵魂，能够追得上我们赶了三天路的疲惫

身体。"

探险家听罢此话，心中若有所悟。他沉思良久，终于展颜微笑，认为这是这次旅途中最好的一项收获。

探险家的经历告诉我们，凡事都应全力以赴，让自己动作起来时，浑身充满了无比的冲动，使得灵魂几乎也跟不上这样的动作，这的确是真正用心做事时，最美好的境界。但是该休息时，就应该完全地放松自我，让疲惫的身心，获得完整的复原机会，好让灵魂追得上充满干劲的步调，这也是缓解抑郁的良方。

加尔文说："只要我们能够坐下来，并且保持静默，我们生活中五分之四的烦恼都会不见了。我十分相信，安静是我们最难学的功课，我们总是在不知不觉中掉入整天团团乱转的光景。不要让自己陷入忙碌的陷阱，忙碌只不过是死神折磨人的伎俩，它能让我们在无尽的忙乱中消耗掉宝贵的生命，有时还会混淆了人生的方向。"不可否认，随着现代生活节奏的加快，"忙碌"已成为现代人生活的代名词，在不断与时间的追逐中，你的心灵是否已经慌乱不堪，不知所措？多数人的抑郁症，就是欲望太多、精神压力过大造成的。对于这样的人，就需要通过冥想让自己的心灵静下来，重新去感受生活的意义。西方著名的冥想教练列克·汉斯博士说："在忙乱中的人通过冥想可以让自己褪祛因为闲下来而产生的莫名的罪恶感。"可见冥想对修复疲惫身心的力量有多大。因此，当你在忙碌中感到焦虑、恐慌不安或疲惫时，那就闭上眼睛学着去冥想吧。刚开始你的情绪可能会剧烈地起伏不定，但是只要按照以下的冥想步骤去做，你一定会慢慢地平静下来的。

一、准备阶段：平抚心情

找一个安静的地方，坐在靠背椅子上面，挺直你的腰板，两脚分开，宽度约与肩部相同，并且自然垂于地面，眼睛半睁半闭，视线落在前方1米左右的地方，口中默念"心平气和"四个字，慢慢地你就能让心灵从慌乱的状态中平静下来了。

二、第一阶段：重感训练

这一阶段着重训练你的"重感"，以让身体达到轻松的状态。所谓的"重感"即感觉到有一种重量。感觉重量的地方是双手双脚，先手后脚，比如有节奏地默念道："左手重——右手重——左脚重——右脚重。"节奏要迟缓，要缓慢平稳，这样你的手脚就能感受到沉重，想抬都抬不起来，反复训练几次后，身体就会感到放松。

三、第二阶段：温度训练

所谓"温感"即让身体感受到温度。依上述的训练，在心中反复默念："手脚温暖——手脚温度。"于是，你的手脚慢慢地就会产生温暖的感觉。这样的感觉，会有效地促使体内的血液循环顺畅，使全身都充满氧气，同时驱动体内分泌松弛因子，从而使全身达到放松、温暖的感觉。

四、第三阶段：心脏训练

心脏跳动节奏的平稳度决定了一个人情绪的波动状况。因此，在冥想中也要注重心脏跳动节奏的调节。因为人心脏的跳动是不以人的意志为转移的，所以在冥想中通过默念"心脏跳动平稳均匀"，来对心脏施加一些影响，促使心脏的节奏跳动均匀，从而使情绪得到平抚。

五、第四阶段：呼吸训练

通过调整呼吸也可以使人的情绪得到平抚，因此，有意识地对你的呼吸施加影响，可以促使血管扩张，加快血液中荷尔蒙的产生与流动，从而使人体产生愉悦的感觉。

六、第五阶段：腹部训练

此阶段的训练目的是调节肠胃、肝脏、胰腺等内在功能，从而获得身心的松弛。在这个阶段训练时，我们可以默念"肚子暖和"等暗示语，促进体内的肠子慢慢蠕动，从而使整个身心放松。

七、第六阶段：额部凉感训练

古代医学界常有"头寒脚热"的说法，可见，让面部和头部感觉凉爽对身体是十分有益的。做这个训练时，你可以默念"头部凉爽舒适"，慢慢地，你的额头就会产生凉爽感。

以上的冥想步骤可以使人在短时间内身心恢复平静，长期坚持，会让你受益无穷。

愿景冥想：激发自我，享受生命的安详状态

愿景冥想是生活中另一种简单易行的冥想法，它是指借助人的想象力，在脑海中构建美好的愿景，并以此来激发生命的能量，实现内心的安详。当被教导通过想象放松的时候，人们多半会想象蓝天白云或者海滩，或者森林、草地，或者还有人会想象自己5年或10年后的样子，想象着自己出人头地的景象，这也是一种愿景冥想。对于抑郁者而言，这种冥想能够极大地增强自我信心，给予自己极大力量，从而从根本上消除自卑、气馁、灰心等缠绕自己的负面情绪。

一位心理学家指出，愿景，是我们每个人可以觉察到的动力与激情的源泉。一个人若不是心中有个"温馨的家"的愿景，没有人会愿意背负着沉重的债务去贷款买房；如果心中不是有个"孩子一定会功成名就"的愿景，父母们大概都会选择去夏威夷度假，而非节衣缩食为孩子积攒出国留学的学费。可以说，愿景，是我们生活的最重要的精神支柱。

一个人愿景的形成，并非一朝一夕的事情，也不是随便就可以被否定的，它是我们多年的生活经历所塑造的。因此，愿景本身，便携带着大量的能量，能促使我们奋发、向上。在人生困难的时刻，我们要启动这个力量，让愿景冥想来助我们心灵过冬。

在做愿景冥想时，首先要弄清楚你究竟要做什么样的冥想，要达到怎样的效果，这样设计之后的愿景冥想就会有效得多。比如，你现在的经济处于困难时期，而你只是一个普通的小职员，你心中一直期待着自己能获得更多的财富和更高的地位。根据这样的渴望，你便可以设计5年或10年

后的愿景，那个时候的你颇有名望，你尽可能去想象，让这个画面更清晰一些，甚至让里面的每个人都有清晰的形象，当然，最为重要的还是你自己，还有你的家人、亲朋好友等。你可以随便地想象，尽量地避开任何会给你造成压力或困难的阻力，尽量想象正面而积极的场景。

当你的这种冥想结束后，或者你觉得你的冥想愿景设计好之后，你便可以把这样一幅愿景收藏在你内心的某个地方，那就是你生活的目标。下一次冥想时，你可以仍然这样冥想，或者做一些改动，这能让你浑身都充满能量，对你的人生起到极为积极的效果。

如果我们因生活中的种种不顺而心情不爽时，可以运用愿景冥想来激发内在的能量，驱赶忧虑。可以依以下的步骤来做。

1. 选择一个安静的地方躺下或者坐下，深呼吸以放松自己。然后清空你的意念，让你的心灵从现实的繁乱状态中抽离出来，向更深的地方去探索。

2. 请将你的注意力集中到你的愿景上，不管这个愿望是什么，都集中精力去想象它。一般来说，愿景是形象化的，而不会是抽象的。比如一个美好的事业前景，一定是伴随着高大的写字楼、体面的职业装、装修豪华的办公室，你在员工面前挥洒自如地演讲……让这些形象尽可能地显现出来，它能令人陶醉其中。

这个时候，你的心中可能会出现一个声音，这个声音往往来自我们的胸腔或者腹腔部，这个声音会说："真难啊，我做不到！"这就是这个冥想练习所要解决的问题。

当这个声音出现时，你要控制好你的注意力，别去搭理它，而是尽情地陶醉于你的愿望之中，要尽量让你自己有身临其境的感觉，让自己完全沉浸在成功的喜悦之中，并牢牢地记住这个感觉，牢牢记住这种景象。

当你回到现实中时，面对困难和挫折的时候，请你深呼吸，然后仔细地回忆这个场景，这种感觉。你的力量，将会因此而被唤醒。

也就是说，这个练习其实是两个部分。在冥想的时刻，要让愿景形象化和清晰化，并且将它深深记在你的脑中。然后，回到现实中，能够随时拿出来激励自己。

当然，每次进行愿景冥想的时候，最好不少于15分钟，总之想象越丰富越具体越好，这一方面能让你焦虑的身心处于轻松、平和的状态，另一方面也能让你在瞬间找回自信，驱走困厄。

正念冥想：激活肌体中蕴藏的"正能量"

杰克是美国一家铁路公司的一位调车员，他工作认真而负责，但有一个缺点，就是对自己的人生很是悲观，经常以否定的眼光去看周围的世界。

有一天，下班后，其他同事都急急忙忙地回家了。不巧的是，杰克不小心被关在了一辆冰柜车里，任凭他如何努力，总是无法把门打开。于是就在冰柜中拼命地敲打着、叫喊着。可因为除他之外全公司的人都走完了，没有一个人来给他开门。杰克的手敲得红肿，喉咙喊得沙哑，也没有人理睬，最终，只能绝望地坐在地上喘息。

他想：冰柜中的温度如果在零下20摄氏度以下，在里面待不了多久，便一定会冻死的。于是，他愈想愈可怕。最终，只好用发抖的手，找来纸和笔，写下了遗书。在遗书中，他这样写道：在这么冰冷的冰柜中，我一定会被冻死的……第二天公司职员打开冰柜，发现了杰克的尸体。同事们感到万分奇怪和惊讶，因为冰柜中的冷冻开关并没有启动，而这巨大的冰柜中也有足够的氧气，在这样的情况上，人不应该被冻死的。

最终的尸检报告也显示，杰克并非死于冰柜中的低温，而是死于他心中的"冰点"。因为他根本不敢相信这辆一向轻易不会停止制冷的冰柜车，这一天恰巧由于要维修而未启动制冷系统。他根本不敢相信，连试一试的念头都没有产生，而是坚信自己一定会被冻死。

　　这则故事，对于内在充满悲观情绪的抑郁者有着极深的启示。一个悲观的人，其"自我内在"是非常幼稚又虚弱的，这样的人极容易被"消极的暗示"所占领和统治。在某些特定因素的刺激下，他会认为自己不如别人，无法赶上别人，从而就进行自我否定，事事自惭形秽，最终一败涂地。这种现象便是心理学中常说的"消极暗示效应"。抑郁症患者，多数都有悲观的情绪，而且生活中那些生性悲观的人也总会因自怨自艾而生出病来，严重的可能会导致死亡。与之相反的就是积极心理暗示。所谓的积极心理暗示，通俗地说就是坚信自己一定能行，一定能够办好自己想做的事情，一定会顺利地完成任务，一定能够实现人生的目标，让人充满无限的自信。拥有这样的信念，就能跨越一切障碍、险境和困难，最终走向成功。

　　其实，无论是消极的暗示，还是积极的暗示，都属于冥想法中的一种。那些积极的心理暗示，我们称之为"正念冥想法"，它是利用积极的暗示语来扫除和调节自我情绪的冥想法。正念冥想能改善人体的健康状况，提高幸福感。它能有效地激活肌体的正能量，从而驱赶压力、焦虑、绝望等负面情绪；能有效地增强神经内分泌系统和免疫系统的功能；减少药物治疗的需要；改变对疼痛的觉知；培养社交联系与丰富人际关系。因此，在生活中，抑郁者如果感觉自己失去信心、垂头丧气、沮丧抑郁、对未来感到焦虑不安，可以采用积极的心理暗示语来驱散内心的负面情绪。

　　你可以在早上刚睡醒的时候，利用几分钟时间，想想自己的暗示语。比如，你近期的工作目标是什么，你要解决好生活中的哪些难题，尤其是针对当天要做的事情进行一下暗示："我一定要办好某件事！""我一定要解决好某个问题。""我一定要完成某项工作！"请记住，这种暗示要在起床前进行，不要等到起床洗完脸后才进行，因为洗过脸后，你的显意识便开始复苏，暗示的效果就会变弱。

　　正念冥想用处极多，范围极广。但是在刚开始进行时，往往效果并不明显，这也并不奇怪，人的心理调整不是一蹴而就的。把原有的心理活动纳入自己所预期的轨道，需要拥有较强的心理约束力，也是需要一定的时间的。因此，生活中千万不要因为自我暗示一时效果不明显，或者想暗示而暗示不了，就灰心丧气。正所谓"万事开头难"，自我暗示的效果是一个由小到大，逐渐增强的过程。刚开始运用它，可以驱散消极情绪对你的困扰，而到一定时候，你就会发现你的个性开始变得积极、乐观起来。

当然了，在运用正念冥想时，要牢记以下五大原则。

一、简单

你给自己制定的暗示语要简单有力。比如，我会越来越富有。

二、积极

语句中最好别出现消极的暗示语，比如'我不会再无能"，"无能"这个词是消极的，长时间运用它，它就会深深地印在你的潜意识中。因此，你要正面地说："我会越来越优秀!"

三、信念

你的暗示语要有"可能性"。比如你觉得"我今年一定要赚到100万"，这种暗示语因为离你的生活很"遥远"，所以很难起到激励作用。你可以说："我今年一定要赚到10万元。"

四、预想

你在默念你的暗示语时，在头脑中一定要显现预想的生活的样子。比如，你想让自己当上公司的高管，你可以预想自己成为公司高管的样子，这样更能激发你的肌体中的正能量。

五、情感

预想自己有健康的体魄，你要有浑身是劲的感觉；预想自己升职加薪，你要拥有升职加薪后的感受。也就是说，在你默念积极的暗示语时，要将自己的情感注入进去，否则只是嘴上念叨是不会有结果的，你的潜意识是依靠思想和感受的协调去运用的。

用想象冥想祛除自卑，重建自信

如何祛除内在的自卑，重建自信，也是诸多抑郁者需要探究的课题之一。自卑也是造成人陷入抑郁的主要原因之一，在生活中，患者主要表现为社交焦虑、考前紧张、因多疑的个性而带来的诸多焦虑等。因此，对于内在有自卑感的抑郁者而言，想象冥想就显得极为重要，因为它可以有效地驱散内在的自卑情绪，重建人的自信心。

心理学家指出，许多人之所以常陷入自卑中，皆是因为内心深处无法确立充满自信的"自我"，不能从"我"的立场自在地调度观念事实，是一种心态的内弱病症。为此你可以用想象冥想训练进行自我扩张，暂时切断内心与外界的联系，暂时洗净一切外在的标准和旧有的自卑的心理痕迹，将精神凝聚于一点，渐渐使全身心只有一个自信，甚至是目空一切的"我"。

明治年间，日本有一位武术高手，这位高手体格健壮，武艺精良，私下里较量曾经打败无数武术界高手。但是每逢公开登台时，他却笨得连他的徒弟都可以将他击败。这位高手很苦恼，只得去向一位禅师请教。禅师对他说道："你今晚就在庙中过夜吧，在睡前，你可以进行冥想训练，你要将自己想象成一波巨大的波涛，不是一个怯场的练武者，而是那横扫一切，能吞噬一切的巨浪。"夜晚，这位武术高手便开始坐下来冥想，尝试将自己想象成一波巨大的浪，扑面而来。起初，他的思绪如潮，杂念纷纷。不久，他心中便有了较为纯一的波浪涌动感，夜愈深而浪愈大，浪卷走了瓶中的花、佛堂中的佛像，甚至连房屋都被大浪吞噬……黎明前夕，只见海潮腾涌，庙宇也不见了。天明之后，这位高手充满自信地站了起来。也就是从这一天起，他成了全日本战无不胜的武术高手。

很多人的自卑拘谨，多源于对外界实际反馈的担忧，或是被与任务无关的纷纷思绪占据心潮。若能运用想象冥想法暂时切断与外界的联系，滤除杂念，清空心灵空间，"自信"必然会乘"隙"而入来扩展甚至占据空间，"自信"经扶持而渐渐强大后，人也就不会陷入自卑和羞怯中了。生活中，类似于上述事例中那位武术高手那样的想象冥想训练的内容有：海潮、大风、大火、高山、领袖等。要想摒除自己的一些不良的个性或习惯，就要学会运用一些积极的引导力量来进行冥想想象。

确立充满自信的"自我"想象有四个基本的步骤。

一、确定你的目标

选定你想拥有的某样事物，为之付出努力或创造。那可能是任何一个层次上的一种职业、一幢房子、一种关系，你自己身上的一种变化，无论是什么。

最初要选择对你来说比较容易实现的目标。如此你便不用太费力地对付你身上的否定性抵抗力，能最大程度地扩展成功的感觉。之后，当你有了更多的练习时，你可以去处理更困难或更具挑战性的问题。

二、创造一个清晰的念头或者图像

依照你所需要的那样，创造一个事物或场景的念头或者内心的图像。你要用现在时态完全依你所希望的方式那样来想象，尽可能地使细节更完满。你也许还希望得出一幅真实物质上的图像，比如绘一张图，尽可能地将你所想的全部细节画下来，这样就可以满足你现实的心理需求。

三、经常集中精力去冥想它

经常使你的念头或内心的图像浮上脑海，既可在安静的冥想时刻，也可在白天某个时刻。这样，它便会成为你生活的一个组成部分，成了一个真实的存在，而你也将更成功地将它投射出去。

在一个随意的时刻，清晰地集中冥想。别刻意去努力，投入太多的能量将会对你的想象冥想造成阻碍而不是帮助。

四、给予它积极的能量

当你全神贯注于你的目的时，用一种积极的鼓励方式去想它，向你自己做出强有力的积极的叙述：它存在着，它已经来了，或正在来临。想象着你正在接受或获得它。这些积极的陈述被称为"肯定"。当你进行肯定时，尝试着暂时中止你可能会有的任何怀疑或不信任。继续这样的想象，直到你达到目的为止，或再没有这样的愿望为止。

当你达到一个目的时，一定要有意识地承认那已经完成了。很多时候，我们获得了想象中的事物，却没有注意到我们已经成功了。给自己一些赞叹，一定要感谢上苍，因为你的愿望实现了。

用暗示冥想法来调控你的情绪

一位心理学家说："我们的一生好比是一艘漂浮在海面上的小船，我们都在努力奋进，让自己生活得更美好，可是，有很多人都没有意识到，我们不仅是漂浮在海面上，更是漂浮在一艘巨大的洋流上，如果你意识不到这一点，即使你再努力，也可能会偏离方向。"这说的就是潜意识的作用。潜意识不仅能决定人生的航向，更能有效地调控和平衡人的内在情绪，提升人的内在能量，对缓解抑郁有着极佳的作用。

生活中，潜意识的作用已被人们所接受。比如明天要参加一个会议，你告诉自己明天早上要早点醒来，千万别迟到。第二天早上，闹钟还未响，你便能醒来。在此之前，你向来可以一觉睡到大天亮的。这就是"千万别迟到"这种念头在无意中起了暗示作用，然后通过自律神经系统来控制你的睡眠，这种现象反复强化，便能建立一套条件反射，通过身体的反应自由地控制你的睡眠和苏醒，这一过程也是冥想的过程。生活中，潜意识也可以用来缓解抑郁。

一位以写悲剧而著称的作家，多年被抑郁症所折磨，他曾经十分沮丧地对心理医生说："我一生中所经历的每件事情，都是一个悲剧。我失去了健康、财富、亲人和爱人。每一件事情一旦碰到我，就一定会出现这样或那样的毛病。"

心理学家耐心地对他说："首先，你要将你的悲剧故事与生活彻底分离开来。在你心中，你该建立一个大前提，那便是你的潜意识的无限智慧会引导、指导你，让你在精神和心智以及物质各个方面，都向着美好的方向发展。然后，你积极的心态就会自动在你投资、健康等各个方面给予睿智的指导，让你恢复心灵的平和与宁静。"

这位作家接纳了心理医生的建议，开始对自己的生活进行重新规划。每写完一个悲剧故事后，他都会将"自我"从故事中抽离出来。然后，他会在本子中写道："潜意识会给我无穷的智慧，让我拥有完美、健康和富足的生活。正确行动的原则和潜意识的力量，将改变我的全部生活，我知道我的大前提是置于生命的永恒真理之上的，而且我知道，并且相信我的潜意识，会因为我的想法给我带来十全十美的答案。"

之后，这位作家主动告诉心理医生："这种方法真的很奏效，这些话，真的潜入我的潜意识中去了，并让我的生活有了极大的改变。"

如今，这位作家已经从焦虑和痛苦中解脱出来，拥有了令自己满意的健康、财富以及快乐的生活，而这一切都是潜意识带给他的。

可见，暗示冥想法可以有效地缓解我们的抑郁，提升我们的内在能量。因此，对于抑郁者而言，在我们心情糟糕时，千万不要对自己说"生活太艰难、烦恼真多"等消极的暗示语，这样你就等于拒绝了潜意识对自我的调节作用，那你的心情肯定会越来越糟糕。

心理学家指出，潜意识不会与你争辩，也不会反驳你，如果你将消极的想法传输给你的潜意识，你的潜意识便会根据这些想法产生相应的反应，而这样的结果就是阻挡你自己走向更好的方向，你的生活也会变得更糟糕。如果你想实现自己的愿望，你就要向你的潜意识提出正确的要求，以获得它的合作和帮助。潜意识有它自己的心智，但它会接纳你的想法和意念。其实，潜意识对人的情绪起调控作用的过程，就是暗示冥想的过程。生活中，当你处于焦虑状态时，就要学着用这种方法来调控你的情绪。当然运用这种方法，必须讲究放松技巧，依照命令放松你身上的每块肌肉，一般的方法是从脚尖开始的。

1. 放松右脚的脚趾尖，然后脚踝、膝盖、大腿、肠、心脏、肺、颈部，这一部分肌肉放松之后，换左脚。

2. 放松右手指尖，依次为手腕、手肘、肩部，所有的肌肉放松之后，换左手。

3. 然后是下巴、鼻子、耳朵、眼睛，也依照这个顺序放松。

这一放松练习在反复多次之后，就能自如进行，全部过程只需要 30 秒的时间，随时随地可以做，如上班之前下班以后、饭前饭后或睡前醒后，都可以练习。

自我催眠冥想法：我的情绪我做主

催眠法是诸多冥想方法中的一种。心理学上，对催眠的解释是：催眠者运用暗示或者暗语等手段让被催眠者的意识发生改变而进入一种催眠状态的技术，即我们受某些连续、反复的刺激，尤其是语言的引导，使我们从平常的意识状态转移到另一种意识状态，而在这种状态下，会比平时状态更容易接受暗示，我们把这个过程称为催眠。对于抑郁者而言，可以尝试运用这种方法缓解内在的抑郁情绪。

从生理上讲，催眠能使我们的体温、血压降低，身体的节律放慢，从而使我们获得休息，聚集能量。从心理方面讲，催眠冥想法还可以使我们暂时与困难、焦虑、痛苦等负面情绪分离，使我们有机会以新的态度和眼光来看待它，也使我们有机会走入我们自己的内心深处，去发掘我们自己的潜力。

催眠有五个基本的特征：放松、集中精力、静止不动、五官感觉器的高度警觉、眼睛快速运动。催眠的过程很简单，基本操作包括五个阶段，每个阶段的时间不长，阶段之间自然相连。

1. 准备阶段：此时的你尽可能选择舒适的方式坐下或者躺下，尽可能排空大脑中繁杂的想法，不要思索任何事情。

2. 诱导阶段：在催眠师的暗示下，你开始从清醒和警觉状态进入某种身心放松的状态，此时的你已处于似睡非睡的状态。

3. 加深阶段：在这期间，你得到进一步的放松，然后完全进入催眠状态。此时你的意识思维已经变得很微弱。

4. 目标阶段：在这段时间里，你最后达到了你想要的催眠目标。比如，你的目标是减轻心理压力，祛除内心的不安和焦虑感，此时的你已经感到全身格外放松、心情格外愉悦。

5. 苏醒阶段：你开始慢慢地回到清醒的状态，你的意识开始恢复正常。

生活中，很多人认为，催眠需要靠他人才能进入状态。其实不然，催眠是一种心理体验模式，它也可以完全靠自我来完成，这个过程称为自我催眠。

自我催眠冥想法是以个人的躯体为焦点，通过某些方式，比如想象、凝视或放松等方式转移人的注意力，并达到全神贯注和平息内心杂念的目的。这就如同大人用嘎嘎作响的玩具去分散一个正在哭闹婴儿的注意力一般，一旦那个婴儿把注意力转移到玩具上面，他不但停止了哭泣，还开始笑了。从你进入催眠状态精力高度集中的那一刻开始，你会感到世界正在发生变化，日新月异，你的焦虑、忧虑等正在消失，你正敞开心扉去迎接新生活的到来。

下面介绍一种简单易懂的自我催眠法，以有效地调节你的负面情绪。

自我催眠三周速成：

第一周

从当下开始，连续一周，每天晚上睡前平躺在床上，做深呼吸，直到你的内心彻底平静下来。

在心中默念："每一天在各个方面，我都会愈来愈好。"你在默念时，想象着自己变得愈来愈好的样子。每说一次，这个情境就进一步变得逼真，每天重复十次。

继续进行深呼吸，想象自己变好的情景，慢慢入睡。

第二周

保持上周的睡前自我催眠。靠坐在有靠背的椅子上，平视前方，进行深呼吸。缓缓地呼吸 3 次后，闭气 3 秒钟，闭上眼睛缓缓吐气，感觉到身体在放松。

脑子中尽可能什么也不想，持续 2~3 分钟。仿佛眼前有个大屏幕，上面的数字逐渐从 1 变为 25。保持这种状态直到自己希望醒来。

默数 1、2、3，睁开眼睛，暗示自己感到头脑清楚，全身充满活力。

每天进行附加活动一两次。

第三周

保持第一周的睡前自我催眠。找一张小卡片，将右脑开发的目的写在上面，如增强记忆力、改善人际关系的调控能力，或者远离繁乱的生活状态、不被焦虑缠绕等。

进行如第二周的坐式催眠，但将平视前方改为凝视这张小卡片，进入催眠状态，在心中反复诵念小卡片上的标语。

依照第二周的方式醒来。

愉悦冥想法：体验被"快乐"包围的感觉

对于抑郁者而言，你是否会不由自主地感到难过或失落呢？正处于焦虑中的你是否很想摆脱负面情绪的困扰，但仍深陷其中？你是否力求去感知周围的美好事物，但是仍旧无法改善你的坏情绪？当现实中的某件令你担忧的事情袭来时，你是否会在焦虑的情绪中越陷越深？如果答案是肯定的，你需要尝试一下愉悦冥想法，即将消极的情绪从你的头脑中清理出来，再注入快乐、愉悦的因素，它能将你从焦虑的泥潭中拯救出来。

你可以尝试做以下的练习。

1. 让自己的心灵静下来，尝试着从生活中寻找那些能令你愉悦的事或物，尤其要关注那些微小的事物，比如看看自己小时候的照片，发现自己可爱的一面；比如闻闻芒果的味道；比如回忆学生时代一段美好的记忆等。

2. 无论你找到什么样的"乐事"，现在马上闭上眼睛，努力去关注它、回味它，并向它敞开你的心灵，让它慢慢在你的心中润化开来，慢慢浸润你的肌肤。

3. 尽量长时间地保持这种沉浸在"乐事"中的美好状态，5 秒钟，10 秒钟，20 秒钟，一点一点地延长时间，集中注意力，别让你的思维跑到别的事物上面去。在"乐事"中回味时间越长，对转移你情绪的作用就越大，主导你愉快情绪的神经启动得就越多，产生积极乐观型神经链结构就越多，最终，那些让你不快乐的因素就会慢慢从你的记忆中消退，直到消失。

4. 让快乐的感觉充满你的全身，并尽可能地让它变得强烈。比如，你很喜欢某个食物的味道，那就闭上眼睛仔细地体味它的气息，尽可能地让其包围你的全身，并体味其中美妙的感觉。

5. 你还可以对某个"快乐的时刻"进行更丰富的想象，从而让这种感觉更为强烈。比如，你曾经被一个人很贴心地呵护，这时你可以想象被呵护的每一句话语，每一个场景，并尽可能地详细，这会加强身体快乐荷尔蒙的分泌，从而让你加深这种互相联系在一起的感觉。或者可以在完成一个时限十分紧迫工作任务后，回想这一路与困难做斗争后获得的满满收获的成就感和喜悦感，尽可能地想象它，并将这种感觉扩散，体味其中的美好。

6. 你可以尽可能地让身体吮吸这种美好感，那种愉快的经历带来的感觉深入你的潜意识深处，就好像水被细胞吸收一般。然后，再努力地放松你的身体，让这种美妙的体验成为你生命的一部分。

7. 最后，你就可以将那种美妙的经历或体验转化为生命内在的动力，以此来驱赶不快、沮丧的情绪，之后人将变得越来越快乐，对生活充满积极乐观的憧憬和希望。

让旅行变成一次绝妙的"动态冥想"

长期都市中两点一线式的工作会让我们的生活变得枯燥不堪，长久的蜗居也会使我们的视野和心胸变得越来越狭窄，再加上生活各方面的压力，我们极容易陷入抑郁中。身处抑郁中的我们，可以去尝试进行一次旅行，并在此过程中用心体悟各种各样的美好事物，将旅行变成一场绝妙的"动态冥想"，那么，内心的压抑情绪便能得到彻底的释放。

日本作家川端康成在其《旅途中的冥想》中这样写道："旅行就是一次'动态的冥想'，你可以将自己当成一个小婴儿一般，努力地去发现世界的新面貌，对每一次新生事物的发现与接触便是一次冥想训练。在旅途中，我们会重新关注在自己国家时已习惯得近乎麻木的小细节：例如，日本人极具审美意味的日常生活方式，或法国人在咖啡馆中了解彼此的方式，甚至是一种陌生语言微妙的抑扬顿挫，等等。相应地，这也会引导着我们重新塑造关于自己文化和国家的因果关系图、我们自己的愿望和行动，由此，这种新知识也会让我们想象新的生活方式，把日本式的泡澡或意大利式的热情或法国式的智慧带入自己的生活中。"的确，旅行的确能愉悦身心，开阔人的眼界，使人的心胸变得宽阔，这本身就是冥想所要达到的目的。因此，当你感觉生活疲惫、枯燥时，不妨进行一次旅行，在这个过程中你会有全新的感受。

小珊是一家房地产公司的置业顾问，一直以来，她的销售业绩都很好，同时她也觉得自己压力很大。

以前，她都是自己给自己鼓劲，可是随着任务额的逐步提高，小珊也有点受不了了。有朋友建议她利用假期外出旅游一趟，让自己放松放松。

于是，她听从好友的建议，约上同伴，两人去了北方的一座古城。在温暖阳光的照耀下，小珊的心情也变得很美好，另外，古城的历史文化也深深吸引了她。

旅行回来以后，她发现自己不仅开阔了视野，身上的压力似乎也得到了缓解，她又以积极的姿态投入工作中。

因此，当你们感到疲劳时，不妨像小珊一样，选择旅行，在旅行中给自己的心灵放个假。

旅游本身就带有诸多令人放松、愉快的要素，是很多人的休闲选择。但是不同类型的旅游有不同的目的，有的为观光，有的为学习，有的为社交，不一定都能起到减压的作用，有时反而可能会升压。那么，如何才能让旅游变成一场"动态的冥想"训练呢？你需要做到以下几点。

一、旅行中学会放慢生活的节奏

现代人的生活节奏太快了，"快"让现代人心烦气躁。旅行如果想要放松，就一定要"慢"下来。要知道"赶鸭子式"的旅行不仅不可能让人放松，回来以后还会让人觉得更累。

一位事业很成功的女士，她说自己去过三次巴厘岛，第一次玩得很快，到处看了风景，回家后感觉很累。后面两次才称得上放松的旅行，她在巴厘岛找到一个喜欢的地方住了一个星期，抛开工作和生活中的各种琐事，让自己暂时融入当地人的生活中，这样才称得上让自己身心真正的放松。

二、确保在旅行中不受工作的干扰

旅行是一个难得的放松的机会，最好在这时学会"活在当下"，把意念集中在身体和情绪的感觉上。

丹丹大学毕业后找工作不顺，心情一度很郁闷。后来，身边的朋友就劝她去旅游散散心，希望她的情绪能得到宣泄，重树信心。

为此，在行程选择上，丹丹就选择了比较放松的线路，让自己有一个放松的心境。她说："我要让自己完全放松。有些人眼睛看到风光，心里却想着烦恼的事，这样的旅行，完全达不到减压的目的，反而会让身体更加疲劳。我要给自己创造一个不受打扰的自由空间，关掉手机，关注体会。在自然的空间里释放自己、感受自己，可以让人头脑清醒，身体就像重新充过电一样。"

三、吸收自然能量，唤醒心灵的愉悦

旅行分很多种，有浪漫的、神奇的、惊险的等，不论是哪一种，我们都离不开大自然的怀抱。要知道，自然界是充满生命能量的，比如美丽的风景会让我们赏心悦目；历史文化让我们大开眼界、增长知识等。这些都给了我们正面的、积极向上的力量，让我们更有活力。

　　其实，人生就像一场旅行。虽说旅途布满荆棘和坎坷，但是沿途也有许多美丽的风景。因此，我们在朝着目标努力的时候，也不要忘记偶尔停下来，感受一下美妙的风景，给自己的心灵放个假，找回原来的平静、激情与信心，然后轻装上阵。